家族と病院と地域で支える

家族のための認知症Q&A

順天堂大学大学院教授
新井平伊

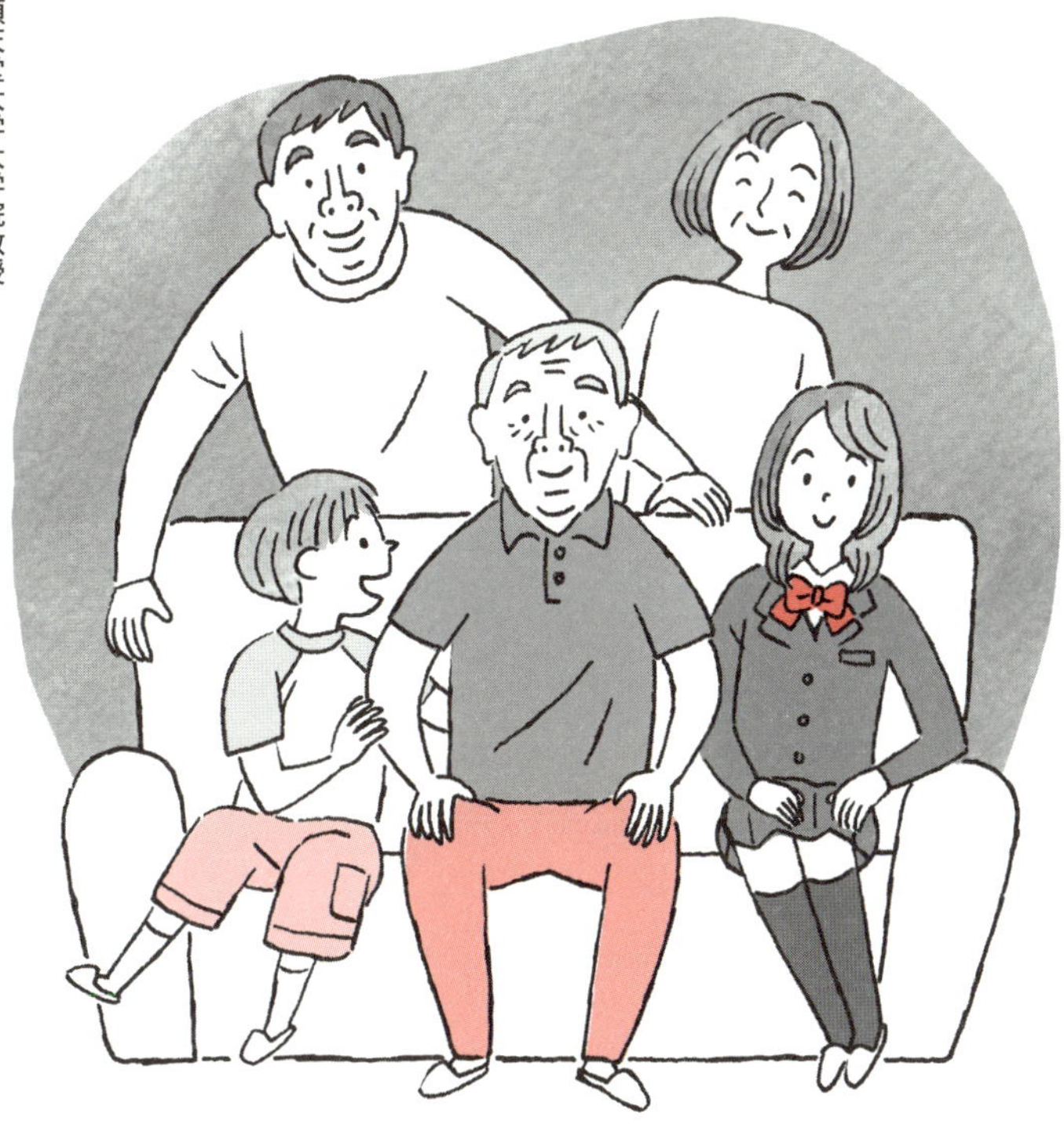

つちや書店

認知症の人を抱えるご家族の皆さんへ

認知症の患者さんがイライラして落ち着かないとき、介護するご家族の皆さんの多くは「これは大変だ！」と混乱するでしょう。それは当然のことですが、少し冷静になって次の二つの面からその症状を観察してみてください。

ひとつは、患者さんの視点で考えてみましょう。思うようにならないことが増え、不安な気持ちが強くなると誰でも落ち着かなくなります。ご家族は心配のあまり必要以上に世話を焼いてしまいがちですが、病気で自信を失っている本人は世話を素直に受け取れないこともあります。本人はどう感じているのか、どうしたいと思っているのかを理解できれば、適切な対応ができます。

二つめは、自分の心の動きを見ましょう。介護する人の余裕がなくイライラしているときは、患者さんの症状を強く意識してしまうことがあります。自分の心の中の動揺や解決できない焦りを抑えられず、患者さんにぶつけている可能性もあります。「認知症の患者さんは家族を困らせる」というイメージが先立ちますが、患者さんの症状の多くは、実は介護する側の心の焦りが反映されていることが多いのです。ご家族だからこそ「どうにかしてあげたい」と強く思いますし、介護に熱心になればなるほど余裕がなくなります。認知症患者に接することがはじめてであれば、「なぜこうした行動が起きるのか」なかなか理解できず、不安にもなるでしょう。

「認知症になると人間としてもうダメになる」というのは誤解で、認知症は脳の機能が全部失われるわけではありません。95%以上の機能は正常なままですが、認知機能が衰えることから、日常生活に支障をきたします。病気への理解が必要なのはどの病気でも同じこと。知識が十分でないと、病気への不安は増殖します。

患者さんの不安を取りのぞくことはなかなか難しくても、介護する自分の不安は解消できますから、そうした不安を取りのぞくためにぜひ本書を役立ててほしいと思います。介護する人が余裕をもって接することができれば、患者さんの症状も落ち着き、家族みんなが穏やかな毎日を過ごすことができます。

介護を負担に思うときもあるかもしれませんが、決して1人で抱え込まないでください。医師やプロの介護者、家族会などのまわりの力と経験を活かせば乗り越えられます。一緒に認知症に取り組んでいきましょう。

順天堂大学大学院教授　新井平伊

認知症初期

12の変化を見逃さない！

これらは認知症の初期に見られる症状のサインです。認知症かどうかの判断のポイントはこれまでと比べて、❶回数が増えているか、❷程度がひどくなっているか、❸症状が複合的に出ているかです。変化を見逃さずに、「おかしいな？」と感じたら医師の診断を受けましょう。

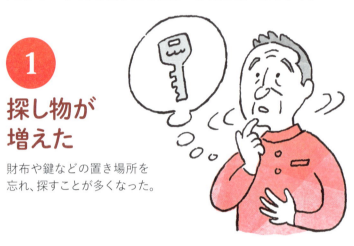

1 探し物が増えた

財布や鍵などの置き場所を忘れ、探すことが多くなった。

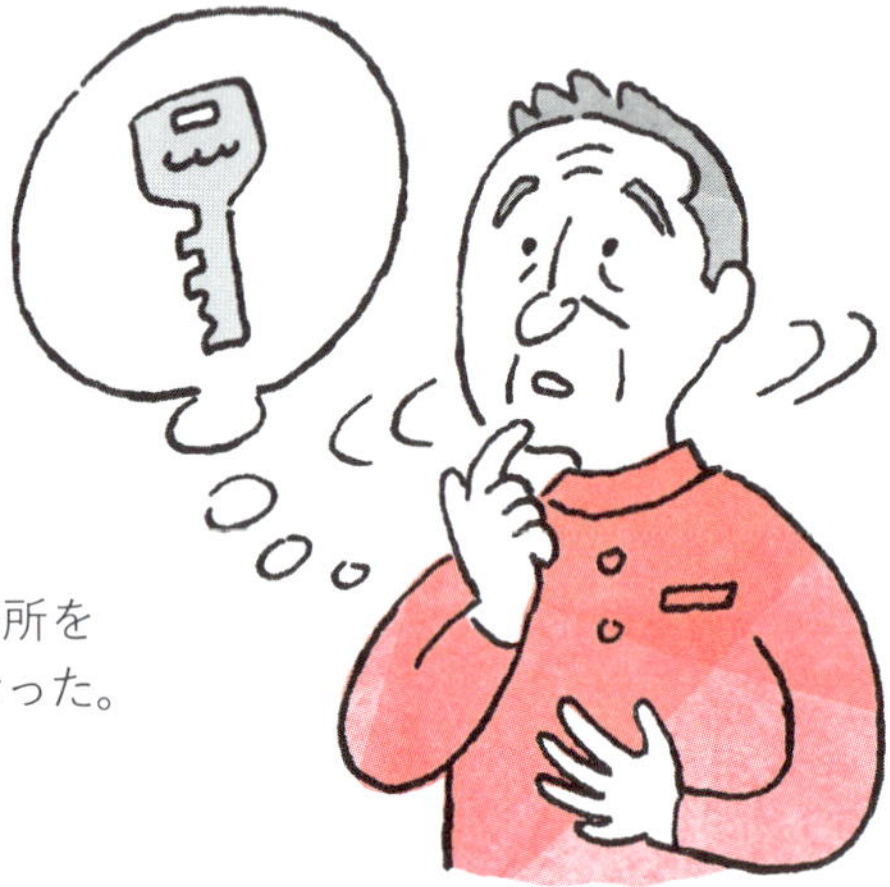

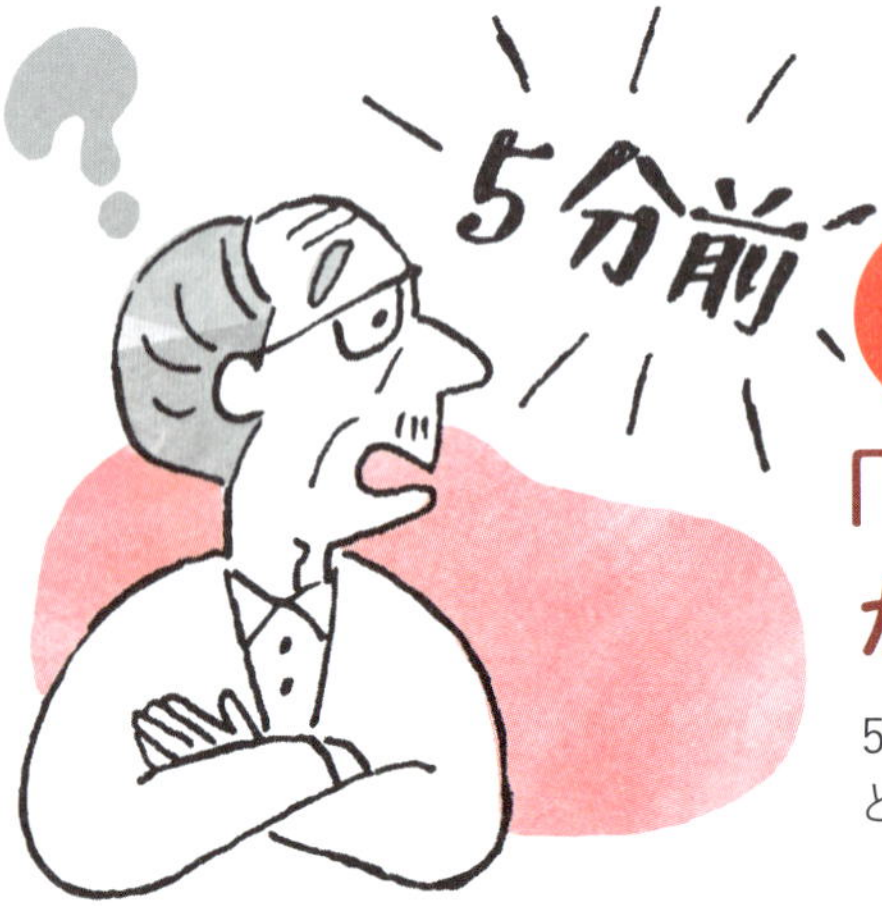

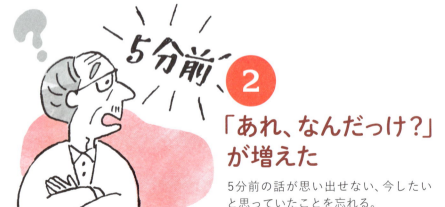

2 「あれ、なんだっけ？」が増えた

5分前の話が思い出せない、今したいと思っていたことを忘れる。

3 単語が出てこない

言葉がすぐに出てこなくて、話に「あれ」「これ」が多くなった。

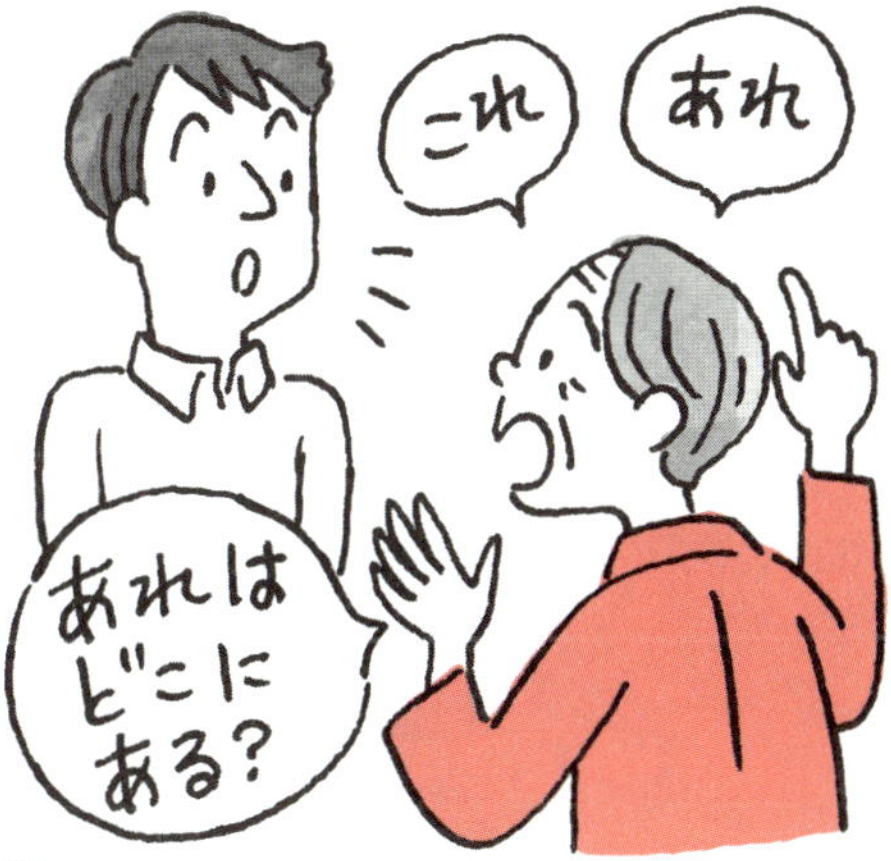

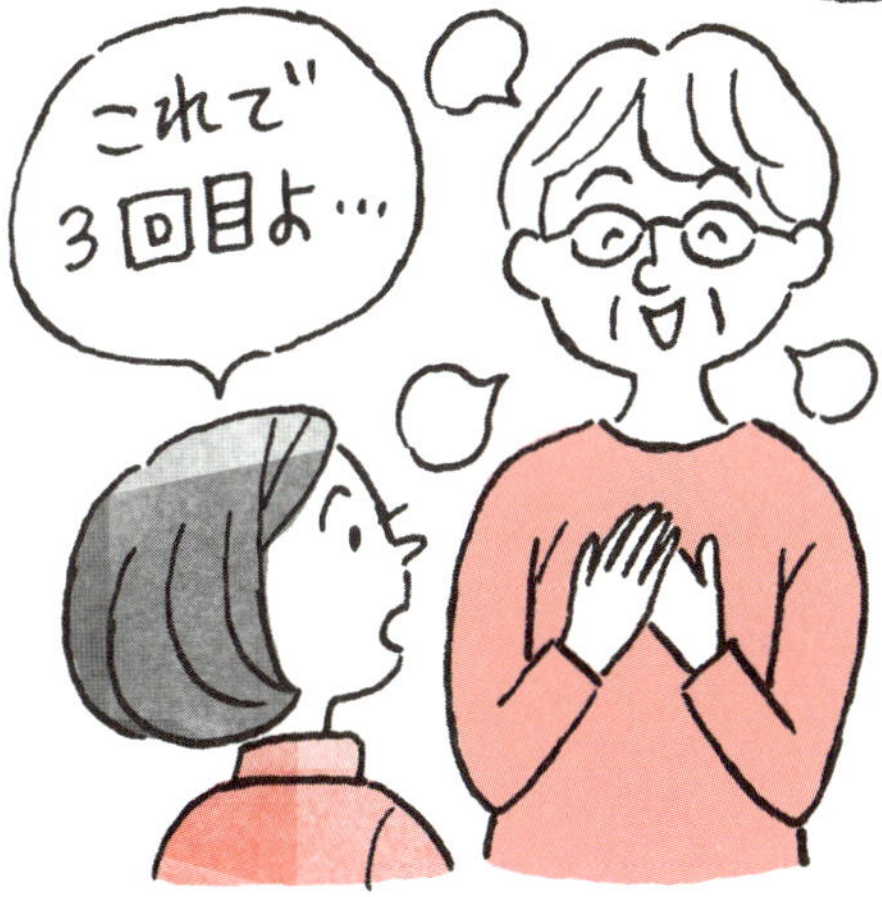

4 同じ話が多くなる

最近、まわりから「いつも同じことを聞く」と言われる。

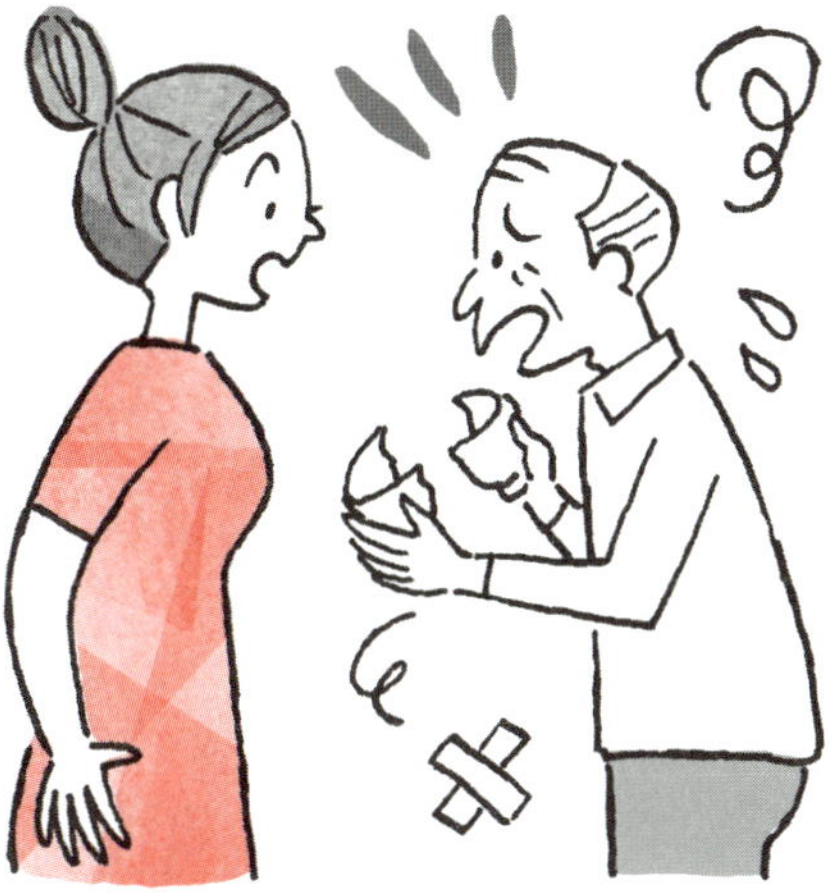

5 言い訳が多くなった

失敗が多くなり、言い訳をするようになった。

6
怒りっぽくなる

温厚な性格だったのに、怒りっぽくなってきた。

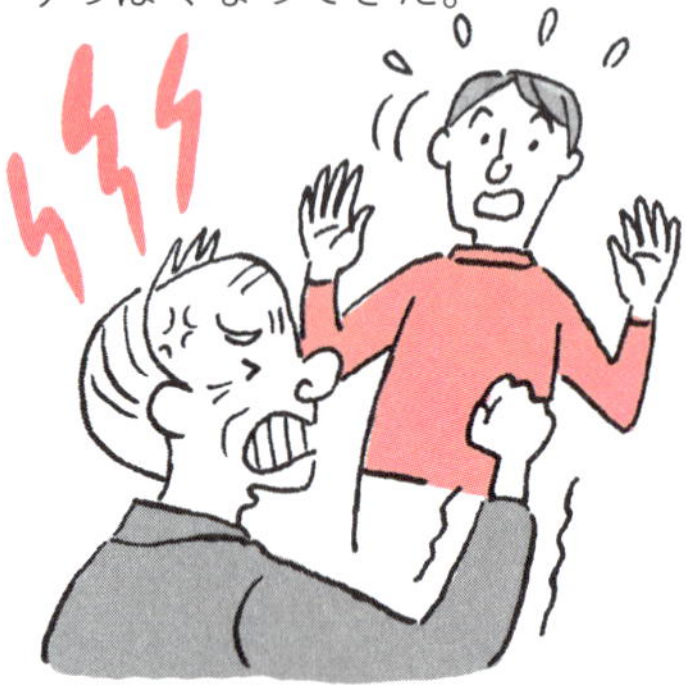

7
外出を嫌がる

人づき合いを避けたり、外出をおっくうがるようになった。

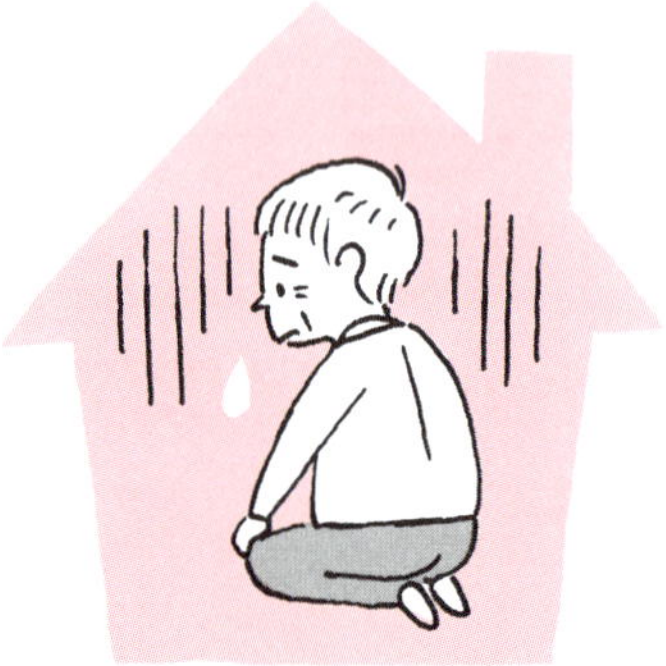

8
関心がなくなる

続けてきた趣味にも関心がなくなり、なげやりになってきた。

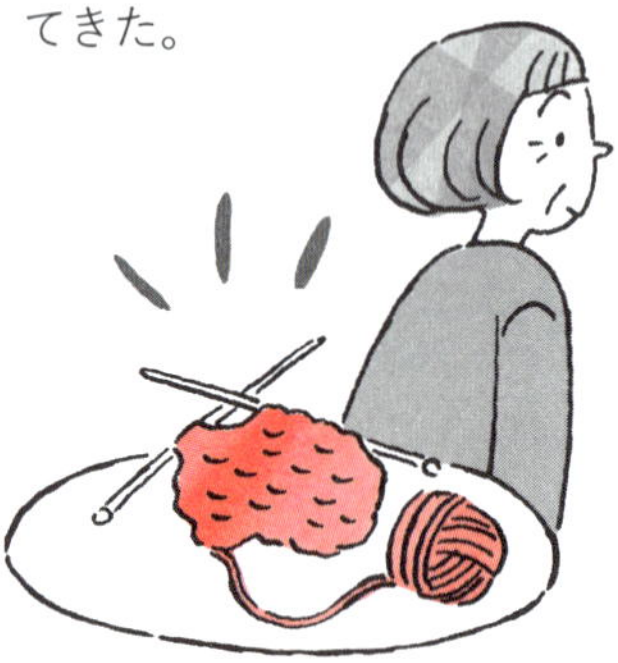

9
落ち込みがちになった

とくに理由が見当たらないのに、気分がふさぐようになった。

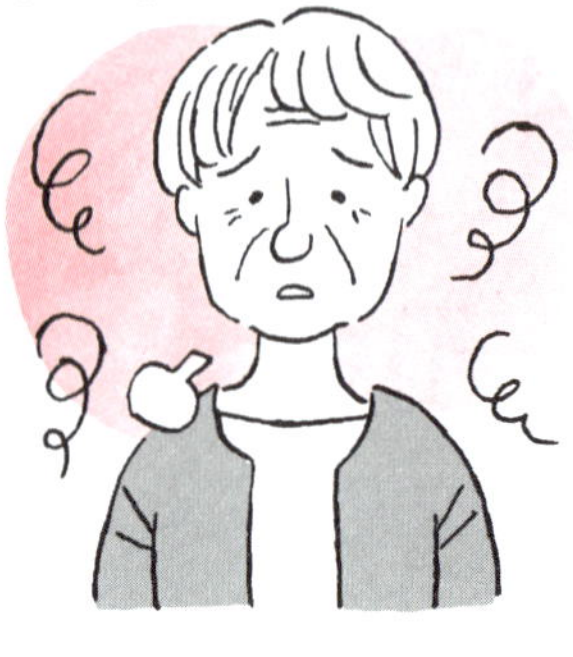

10

だらしが
なくなる

着る物に無頓着になり、どことなくだらしがない。

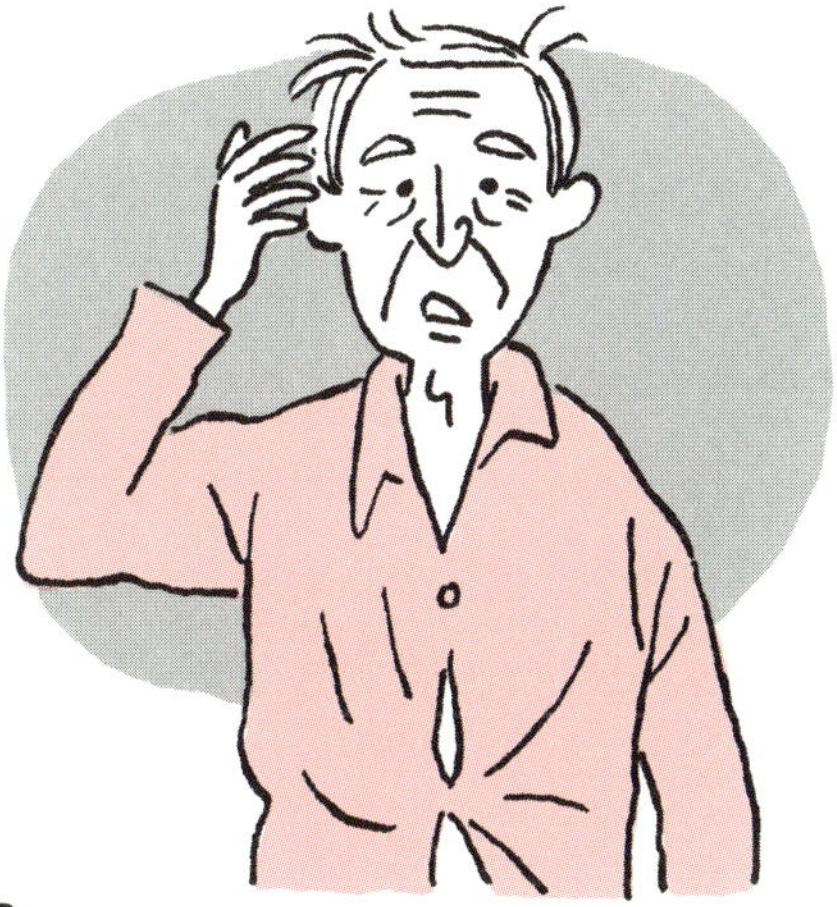

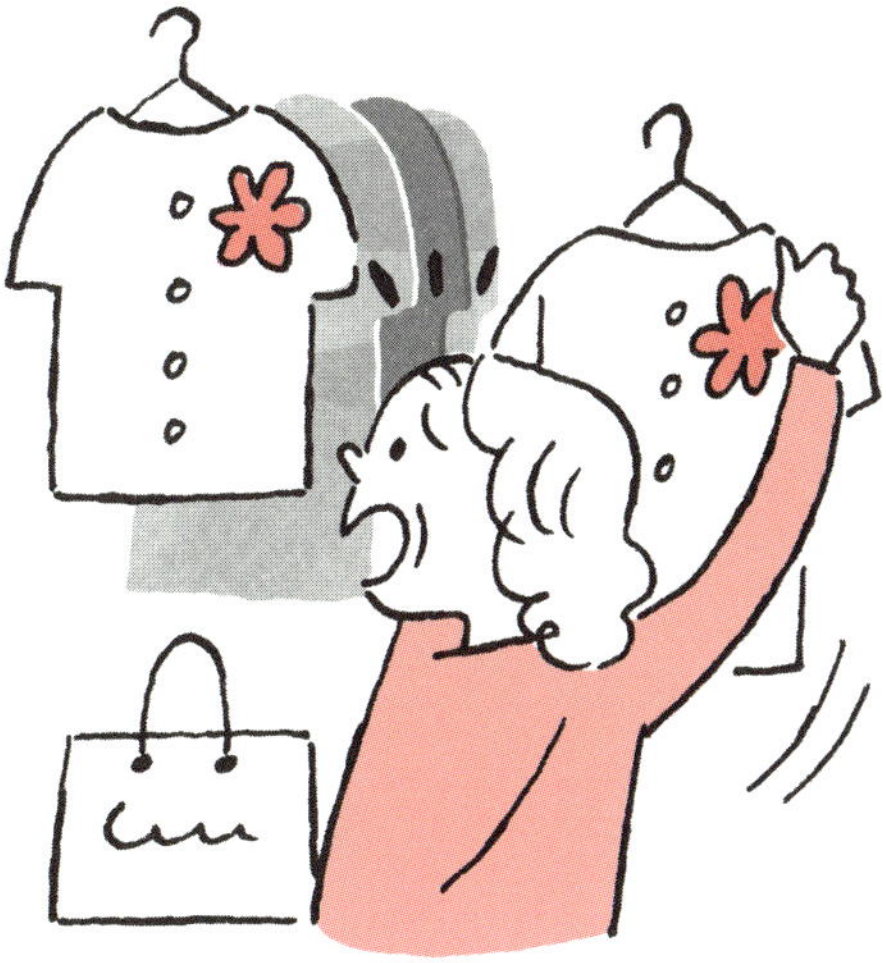

11

家にある物も
買う

必要がないのに同じ物を買ってくることが増えた。

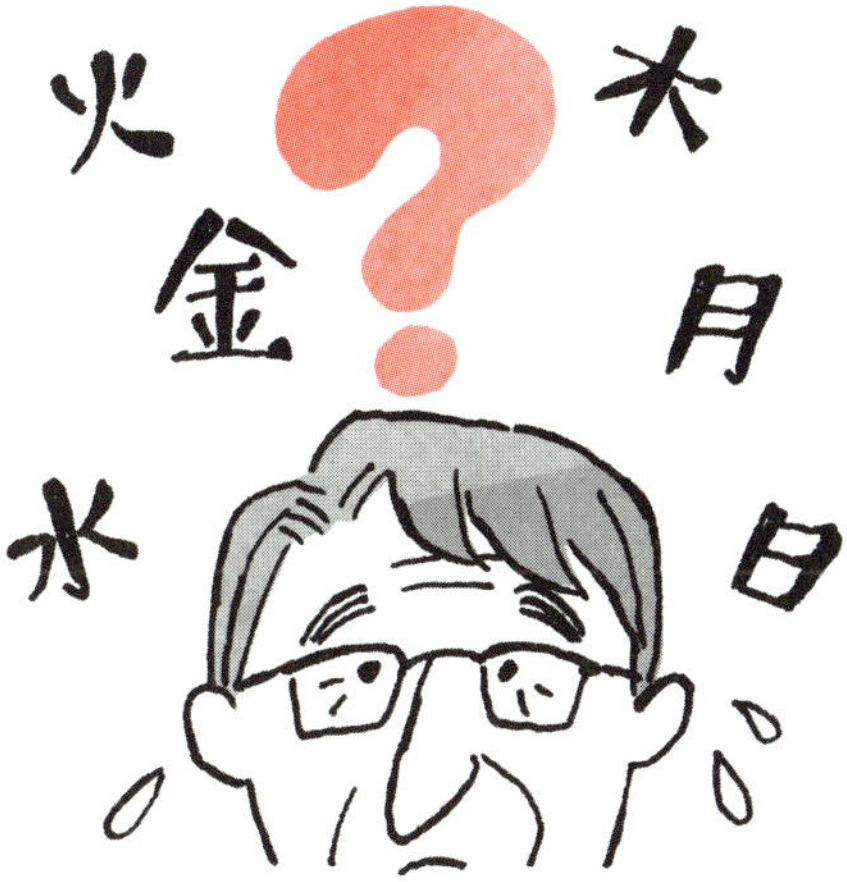

12

日にちが
出てこない

今日の日付と曜日がすぐに出てこないことがある。

家族と病院と地域で支える
家族のための認知症Q&A

もくじ

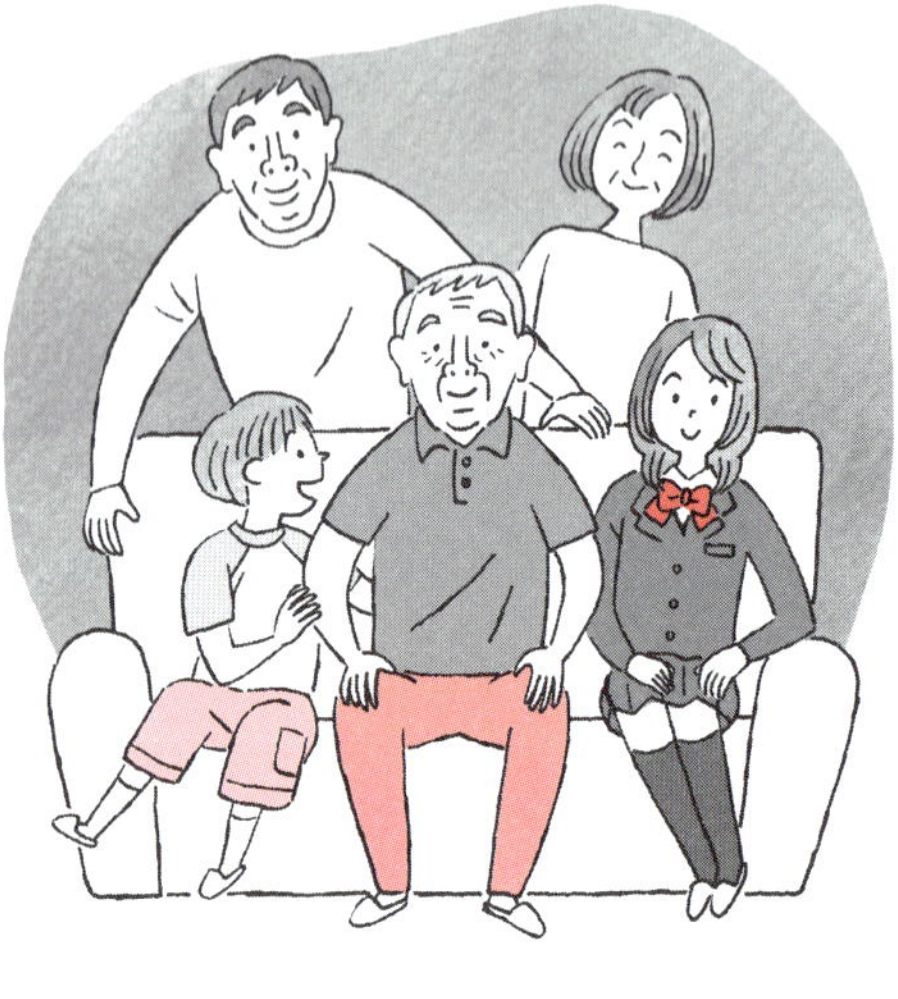

PART 2

初期の認知症Q&A

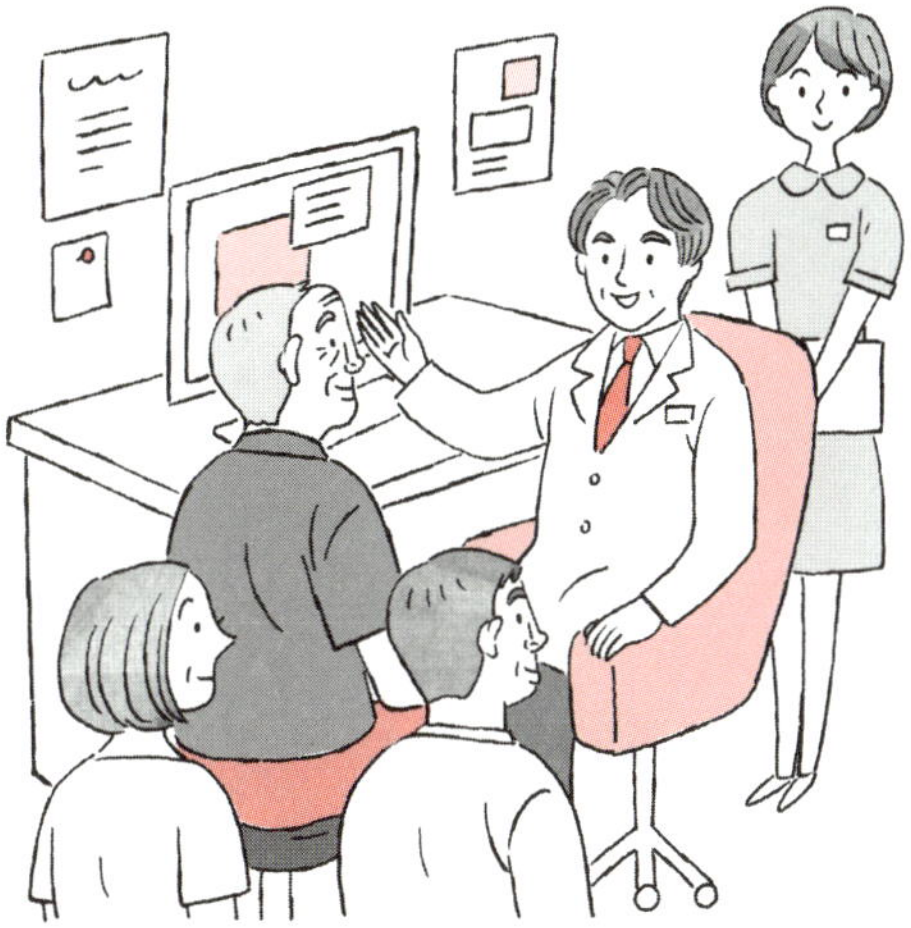

PART 3

中期の認知症Q&A

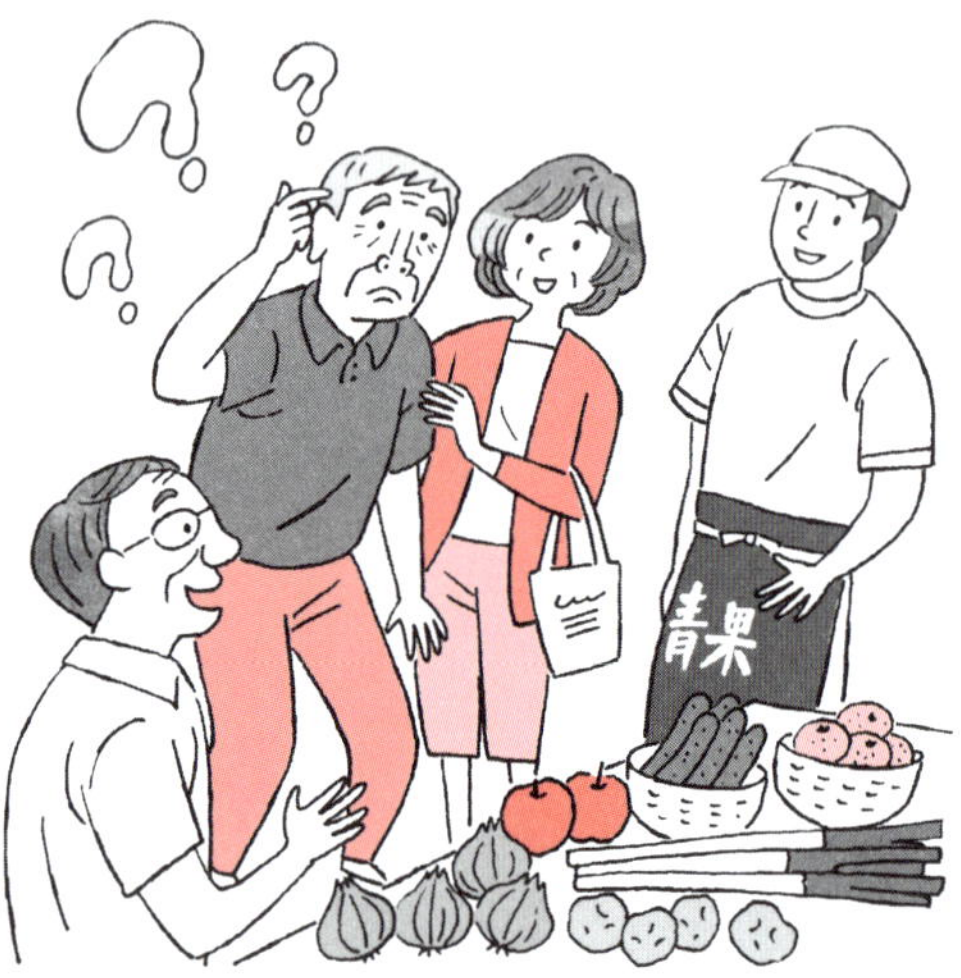

PART 4
後期の認知症Q&A

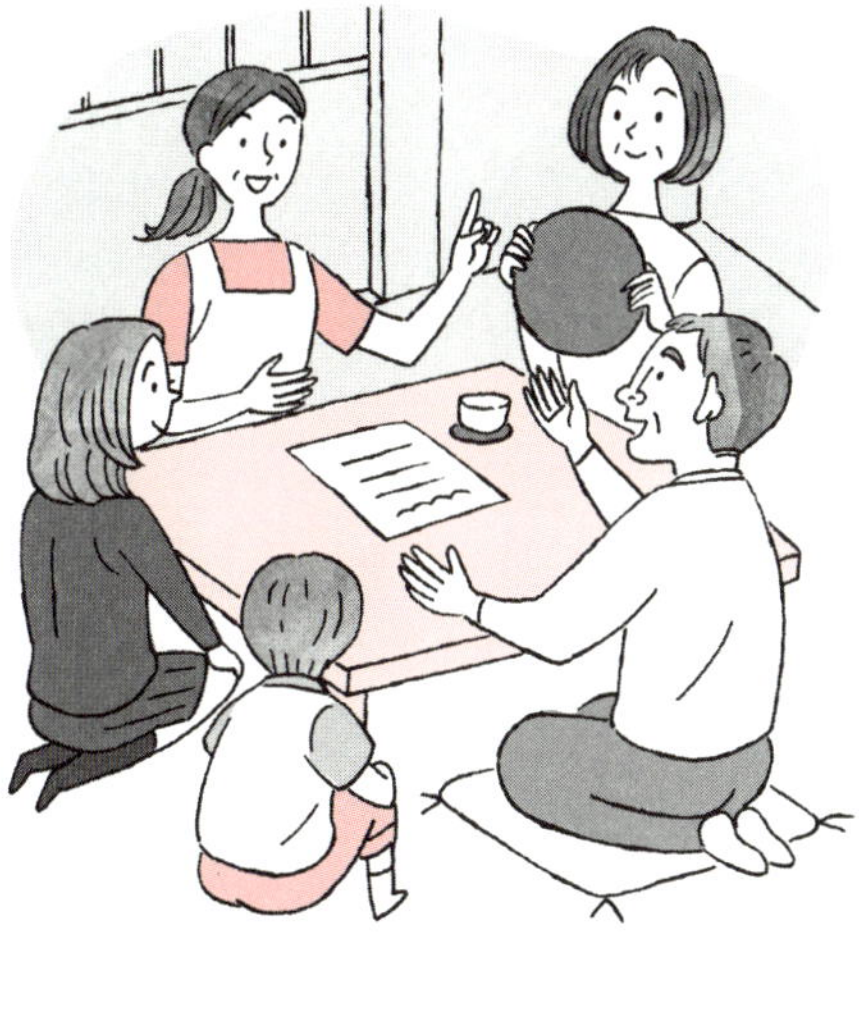

PART 5

認知症を正しく知る

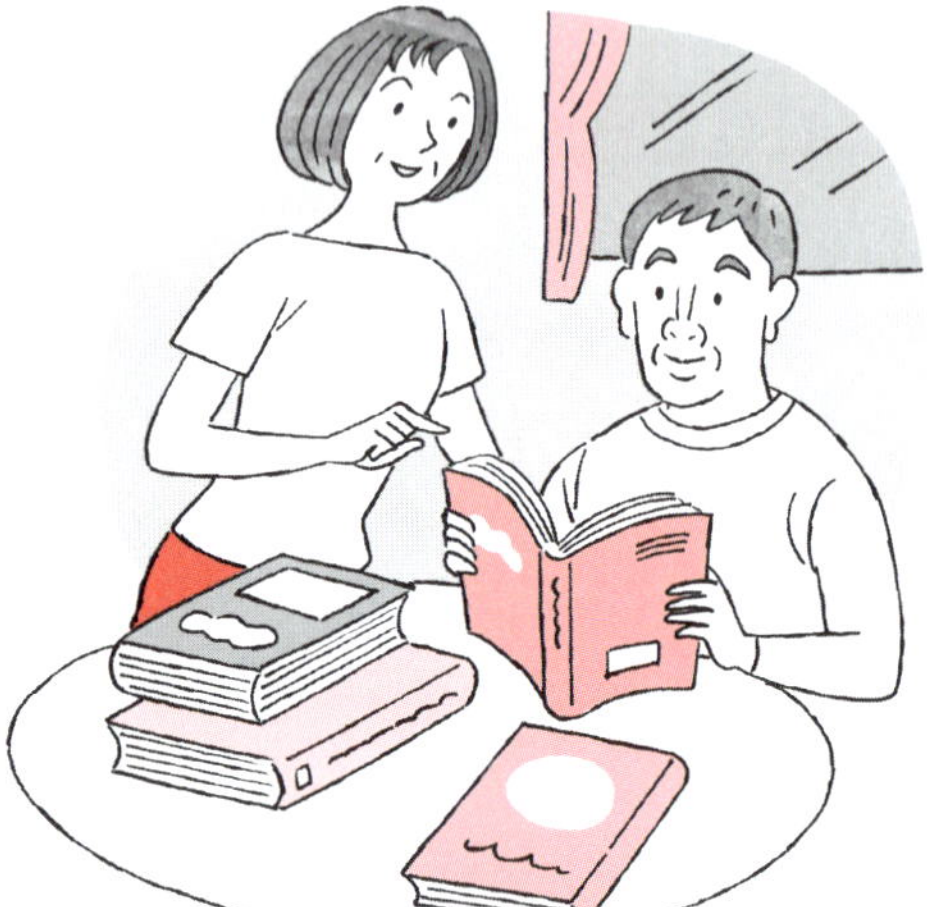

※掲載している情報は、2017年12月現在のものです。法律の改正などにより、手続きの仕方、条件などが変更されることがあります。

認知症を正しく理解するために

認知症ともの忘れの違い

歳を重ねると、人や物の名前がすぐに出てこなかったり、昨日の夜に何を食べたか思い出せなかったりといったことが増えてきます。体験したことの一部が思い出せなくても、きっかけをもらえれば内容を思い出せるもの忘れは加齢によるものなので、認知症の症状ではありません。

認知症の症状によるもの忘れが疑わしいのは、最近の出来事をすっかり忘れてしまっている場合です。人との約束や病院の予約などをすっぽかす、長年やってきた仕事や家事の段取りがわからなくなるなど、**日常生活に影響する症状がみられると認知症と診断されます。**

ここで気をつけなければいけないのは、認知症の初期段階では、もの忘れの症状が加齢によるものと区別がつきにくいことです。退職して家にばかりいる人や、一人暮らしの高齢者などは、人づき合いが少ないために、加齢によるもの忘れと混同

認知症と加齢によるもの忘れの違い

認知症による症状	加齢によるもの忘れ
体験したことすべてを忘れる。	体験したことの一部を忘れる。

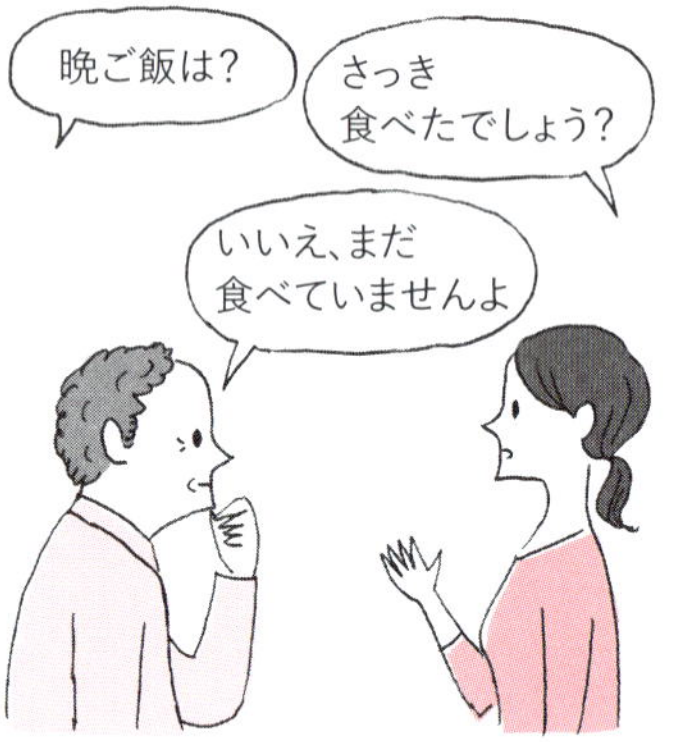
晩ご飯は？
さっき
食べたでしょう？
いいえ、まだ
食べていませんよ

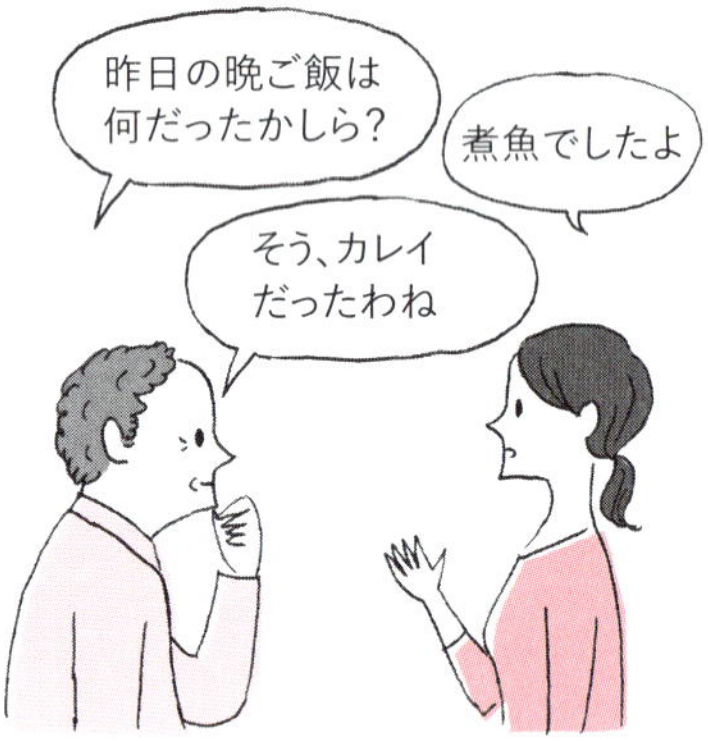
昨日の晩ご飯は
何だったかしら？
煮魚でしたよ
そう、カレイ
だったわね

してしまい、対応が遅れて認知症の症状が進んでしまうことが多くあります。

本人もなんだかおかしいかなと思っても、勘違いかもしれないと考え、言い出せずにいることもあります。周囲にいるご家族も認知症と認めたくない気持ちから「歳のせい」と思いがちですが、「最近様子がおかしいな」「話がくい違うな」と感じることがあれば、ご家族が気をつけて様子を見ることが大切です。

認知症は本当に怖い病気なのか

認知症は治療薬が開発途上で、完治が難しい病気であることはご存じのとおりです。そのため、「認知症はどうせ治らない病気

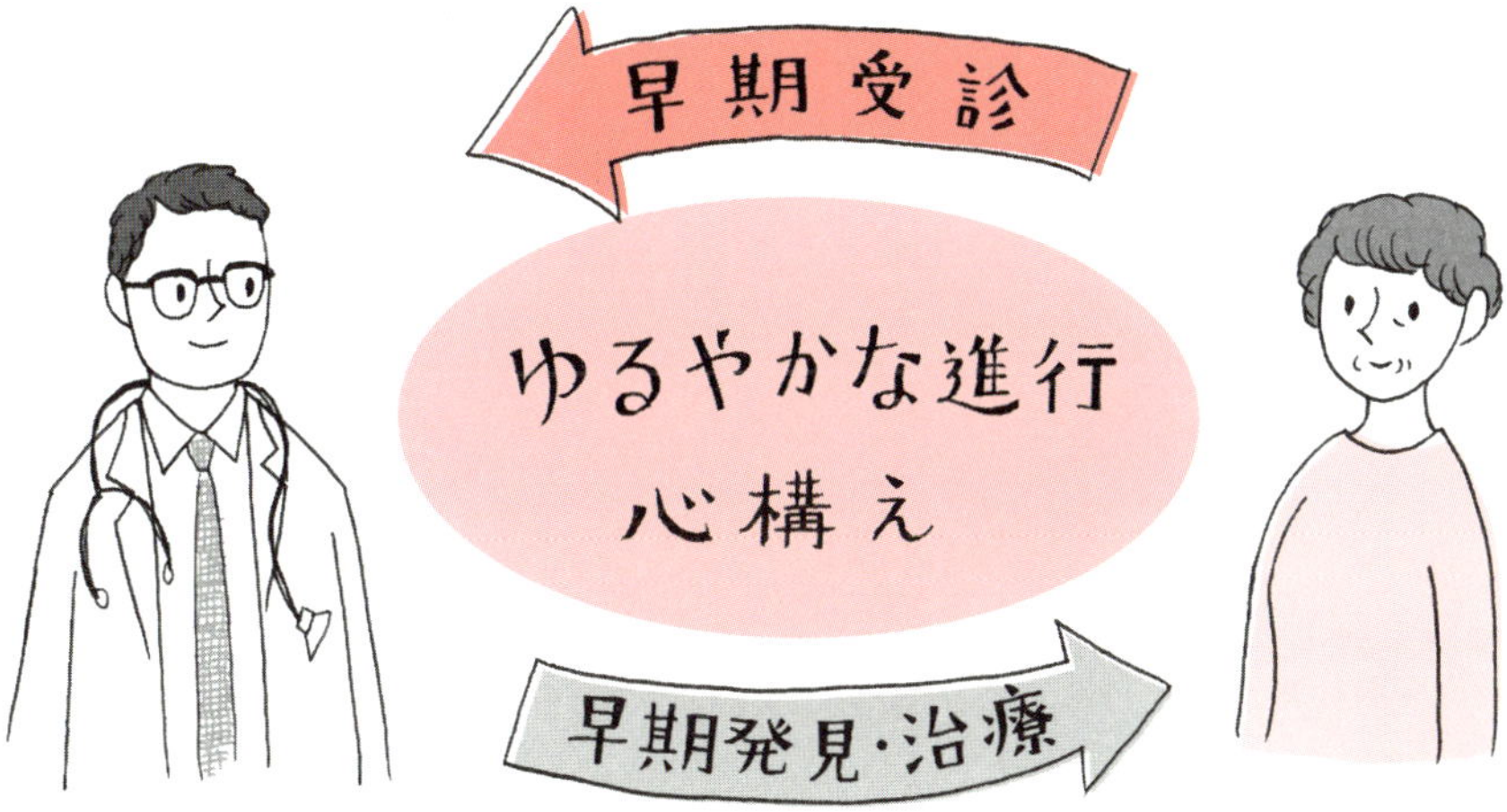

早期受診で発見・治療ができれば、
症状の改善が期待できます。

だから仕方がない」とあえて病院に行かない人もいるようです。

しかし、認知症もほかの病気と同じように、早期発見、早期治療が大切なことには変わりありません。現在、認知症の患者数の中でも発症者数が最も多いのはアルツハイマー病ですが、投薬で進行を遅らせながら、適切な治療と介護で症状の改善も期待できます。発症すると治らない、治療の難しい病気と思われがちですが、**早期発見、早期治療によって改善する「治る可能性のある認知症」[*1]もあります。**

まだ症状が軽いうちに本人とご家族で、今後の生活や介護について話し合うことも大切です。症状が進んだときに備えて生活環境だけでなく心の準備ができます。**これ**

＊1「治る可能性のある認知症」➡p.148

は認知症になっても、本人もご家族も自分らしい生活を送るために大切なことです。

アルツハイマー病の認知症は発症までに20～30年かかり、発症後も25年かけてゆっくりと進行していきます。このため、家族でも変化を見過ごしてしまいがちです。さらに、認知症にかかったときに嫌なイメージばかりが先行し、本人がかかっていることを認めたがらず、「歳のせい」「忙しいから」といった心理的なブレーキをかけてしまい、なかなか診断に至らないのが実情です。

「おかしいな？」と感じるサインがあれば、すぐにかかりつけの内科医などに相談して診断を受け、家族全員で「認知症」に取り組みましょう。

日本における認知症の今

日本の65歳以上の高齢者人口は、現在約3400万人に達し[*1]、総人口の約27％にあたります。高齢者の認知症の患者数は約462万人で[*2]、認知症の予備軍とされる軽度認知障害の高齢者は400万人と推計されています。高齢者の約4人に1人が認知症、またはその予備軍というわけです。

さらに、団塊の世代が75歳以上に到達する2025年には、認知症の患者数は[*3]

＊1　総務省発表の2016年9月18日時点での推計。　＊2　厚生労働省研究班調べ（2012年）。　＊3　厚生労働省発表（2015年1月）。

認知症高齢者※の割合 ※65歳以上

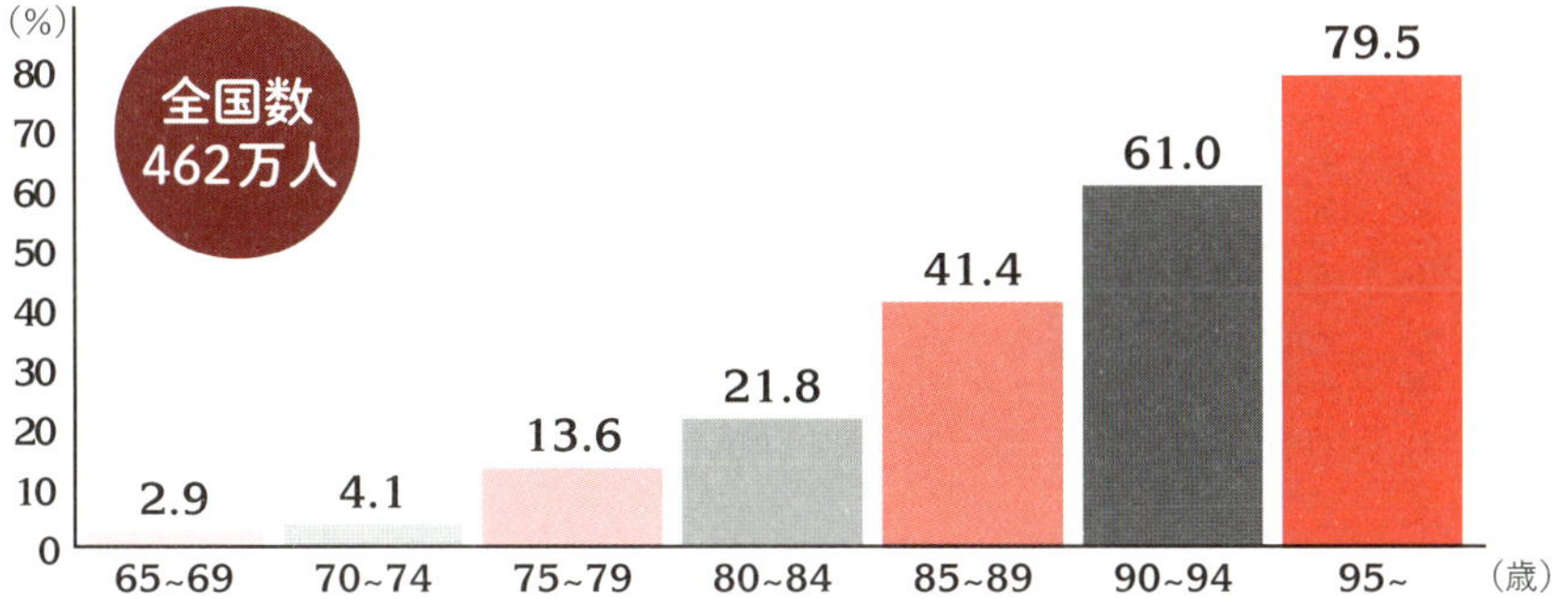

厚生労働省研究班推計（2012年）

７００万人を超えると予測されています。超高齢社会が現実になり、認知症患者数の増加が見込まれる現在、認知症対策[＊4]は国の重要な施策のひとつになっています。

認知症患者の数の増加と同時に、認知症をめぐるトラブルや事件も注目されています。[＊5]高齢者への高額商品の押し売りといったトラブルに関する相談件数は、年間９０００件近く報告されています。

厚生労働省による２０１４年の全国調査では、身元不明者３４６人のうち35人が認知症であることがわかりました。また、全国の警察に捜索の届け出があった認知症患者の行方不明者は２０１６年で１万５４３２人にものぼり、大きな社会問題となっています。徘徊する認知症の人をいかに早く発見して保護するか、地域全体での連携やさまざまな取り組みが求められています。

＊4「新オレンジプラン」➡p.174　＊5『消費者白書』(2016年度)

認知症の種類と症状

認知症を引き起こす病気の種類は１００以上あるといわれています。おもなものは脳の異変によって発症し、アルツハイマー病、血管性《けっかんせい》、レビー小体型《しょうたいがた》、前頭側頭型《ぜんとうそくとうがた》の認知症が多く見られ、国内外を問わずアルツハイマー病が多いのが特徴です。

認知症の症状は人それぞれです。患者さんの体調や心理状況、暮らしている環境やご家族をはじめとする周囲の対応によって症状の現れ方は大きく違ってきますので、認知症への正しい理解が必要です。

認知症にかかるともの忘れをはじめとする記憶に関する力が衰えるだけでなく、判断力が低下し、感情のコントロールが難しくなります。また、認知症にかかっていることをなかなか受け入れられず、周囲に意思が通じなかったり、病状への理解を得られなかったりすると、うつ状態や徘徊、暴力・暴言、睡眠障害といった症状が現れることがあります。さらに、体調不良や薬の副作用などでもこれらの症状が強く現れることもあります。

主な認知症の種類

種類	原因	症状の特徴
アルツハイマー病	脳の神経細胞が死滅し、脳が少しずつ委縮するためと考えられている。	もの忘れをはじめとする記憶障害から始まり、他の認知機能の障害をともなって進行する。
血管性《けつかんせい》	脳梗塞や脳出血など、脳卒中の発作によって脳が障害される。	脳卒中の発作を繰り返すたびに症状が進行する。初期には[*1]記憶障害よりも[*2]実行機能障害が目立つ。
レビー小体型《しょうたいがた》	レビー小体が大脳の広い範囲に現れ、大脳皮質の神経細胞が死滅する。	記憶障害などの認知機能障害に加えて、幻視が現れる。手足の震えなどパーキンソン病のような症状もみられる。
前頭側頭型《ぜんとうそくとうがた》	脳の前頭葉や側頭葉に委縮が起こる。	自己中心的な行動がみられたり、同じパターンの行動をくり返す「常同行動」が現れる。

認知症の原因疾患の割合

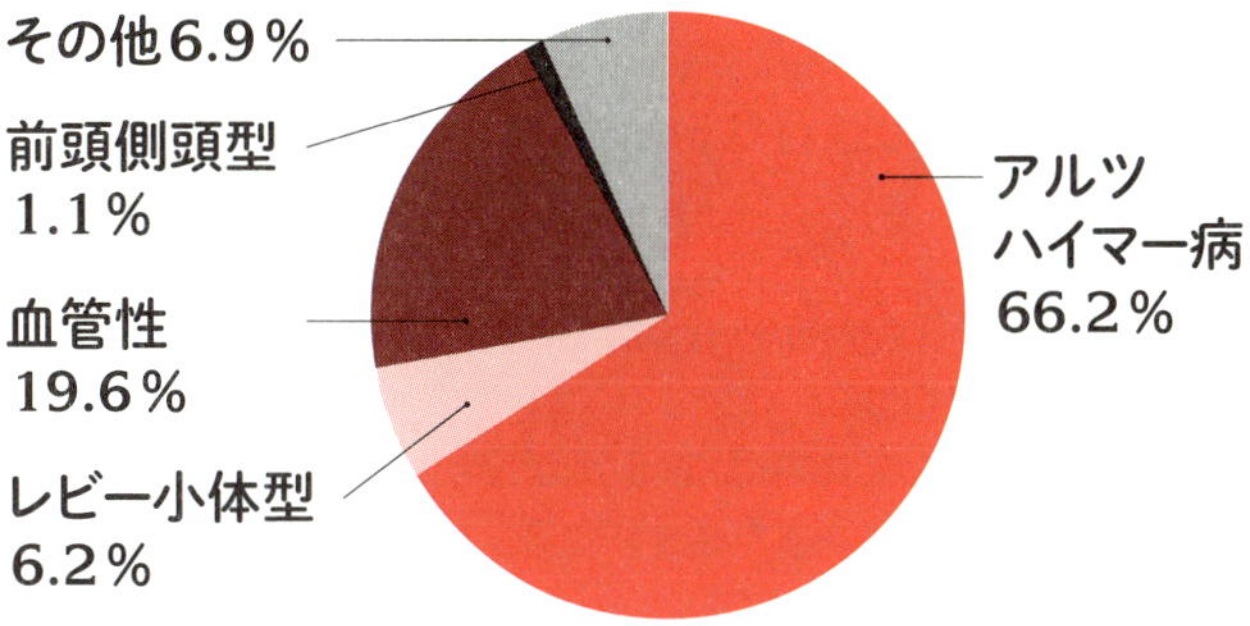

厚生労働省　2010年調査より

＊1「記憶障害」　＊2「実行機能障害」➡p.30

認知症の症状の経緯

初期（軽度）　**症状の進行は5年かけてゆっくり。**

- 鍋を焦がすことがある。料理の味つけが変わってきた。
- しまい忘れ、置き忘れが目立ってきた。
- 無意識に同じことを何度も話したり、聞いたりする。
- 家にすでにあるにもかかわらず、同じ物を買ってくる。
- 少し話が複雑になると、理解が難しくなる。
- 物事の段取りや計画を立てることがおっくうになる。
- いつも同じ服を着ていることが多い。
- 自分から積極的に行動しなくなった。

↓

中期（中等度）　**症状は5〜8年で初期よりも比較的早く進行。**

- 慣れた道でも迷ってしまい、家に帰ってこられない。
- なだめすかして、ようやく入浴する。
- 気候と合わない服を選んでしまう。
- 食事を終えた直ぐ後にまた食事を要求する。
- いつもとまったく違う場所に物をしまう。
- 暴力的な言動が多くなり、トラブルが増える。

↓

後期（高度）　**症状の進行は5〜8年かけてゆっくり。**

- 家族のことがわからなくなる。
- 家でトイレの場所がわからなくなる。
- 会話が成立しなくなる。
- 日常生活のほとんどの場面で介護が必要になる。
- 運動機能が低下して、寝たきりになる。

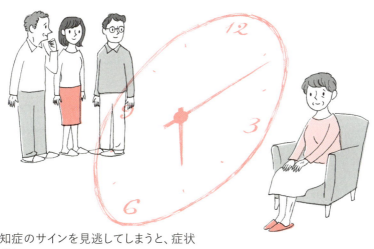

認知症のサインを見逃してしまうと、症状は進行してしまいます。

認知症のサインを見逃さない

何度も同じ質問を繰り返すか、約束をすっぽかすことが続いていないか、食器がもとの位置に片づけられているか、炊飯器の水の量が適切か、味つけに変化がないかなど、**日常生活の「当たり前にできていたこと」に認知症のサインは隠されています。**

また、好きなテレビ番組を選ぶのではなく、ただ怠惰に見ていないか、洋服を着るのに無頓着になっていないか、入浴をおっくうがっていないか、表情や動きなどからも変化を見つけられます。

まずは、こうした日常生活で現れるサインを見逃さないようにしましょう。症状が進んでいくと、同じ物を集めたり、何度も外へ出かけようとしたり、入浴や着替えを嫌がったりといった認知症患者さん特有の行動が現れ、一緒に暮らすご家族には困った行動として受け止められがちです。

そして、こうした身近なご家族を困らせる行動ばかりがマスコミで注目されているために、認知症はやっかいな病気だと考えられているのが現状です。

しかし、これらの**困った行動も正しい知識と適切なサポートを行うことで、改善されることを理解しましょう。**

本書では、認知症の患者さんの困った行動にも理由があることを、Q&Aを通してやさしく紹介しています。理由を理解して対応できるようになれば、介護する人のサポート次第で症状が改善されることを実感できます。

介護は体力面でも精神面でも負担の大きいものですが、本人は介護する人をはじめとする家族みんなの人生を犠牲にすることは望んでいないでしょう。ご家族が誰1人孤立することなく、医師や地域の協力を最大限活用しながら、無理のない毎日を過ごしましょう。

PART 1

家族で支える認知症

認知症は、家族の関わり方が重要です。
認知症との向き合い方と患者さんへの
接し方などの心構えを紹介します。

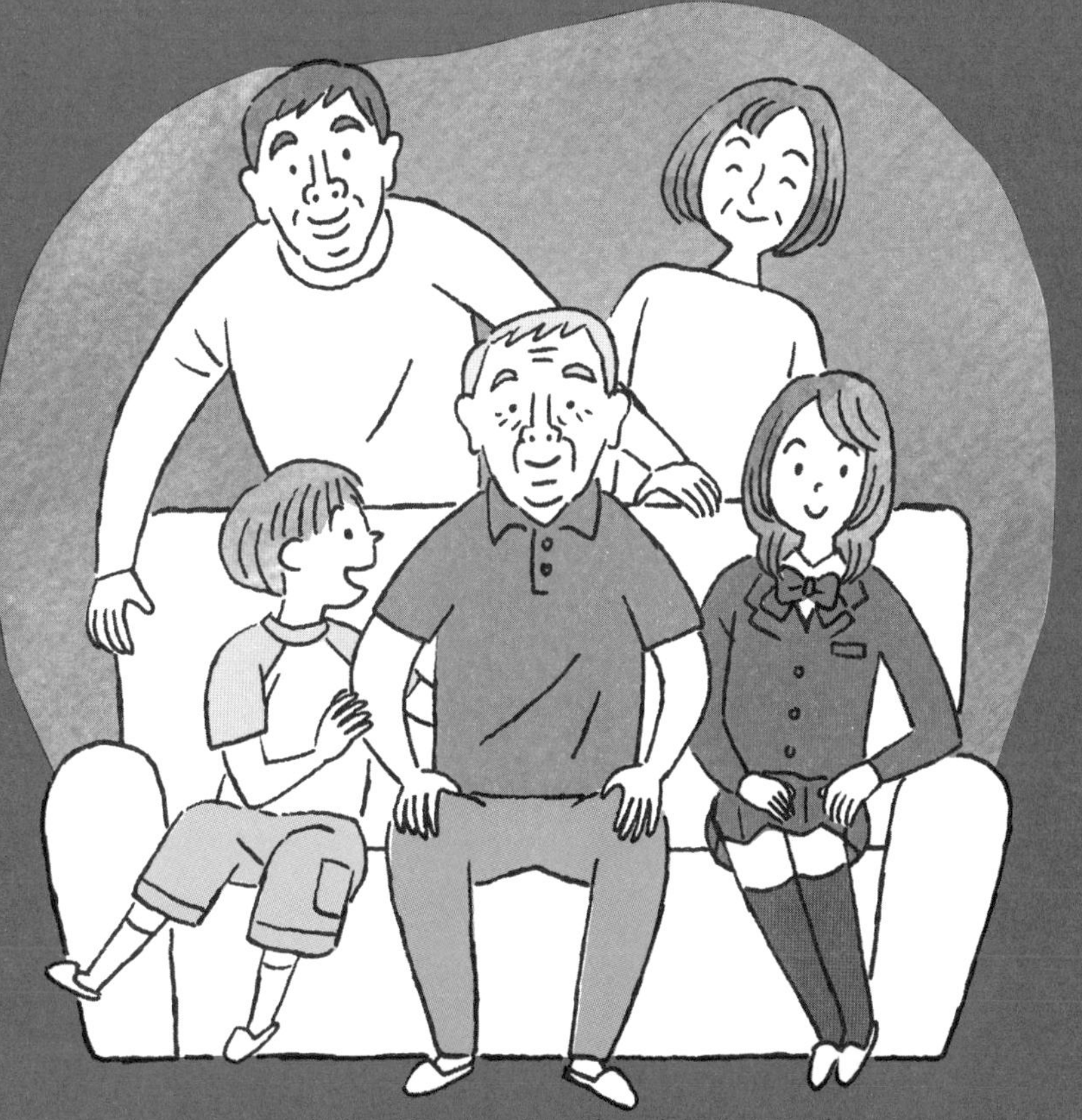

家族の接し方で認知症の症状を和らげることができます。

認知症は治らない病気なのか

- 認知症で最も多いのは、アルツハイマー病。
- 治療の特効薬がなく完治は難しい。
- 薬物療法と適切な介護で症状の進行はゆっくりになる。

症状の進行を抑制する治療薬はある

認知症[*1]には主に、アルツハイマー病、血管性《けっかんせい》、レビー小体型《しょうたいがた》、前頭側頭型《ぜんとうそくとうがた》があります。中でも発症者が多いアルツハイマー病は発症のきっかけが特定できず、治療薬の開発を困難にしています。

病気を治す根本的な治療薬はありませんが、記憶や判断、年月や場所といった状況を把握する見当識などの認知機能が失われる中核症状[*2]の進行を抑制する、認知機能の低下によって周囲の状況に適応できずに起こる徘徊、妄想といった行動心理症状[*3]（BPSD）を改善する薬は開発されています。

＊1「主な認知症の種類」➡p.19　＊2「中核症状」➡p.30　＊3「行動心理症状（BPSD）」➡p.31

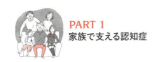

早期発見・治療で進行をゆるやかに

症状の初期の早い段階で治療を始めることで、初期・中期の期間を長く保つことができます。

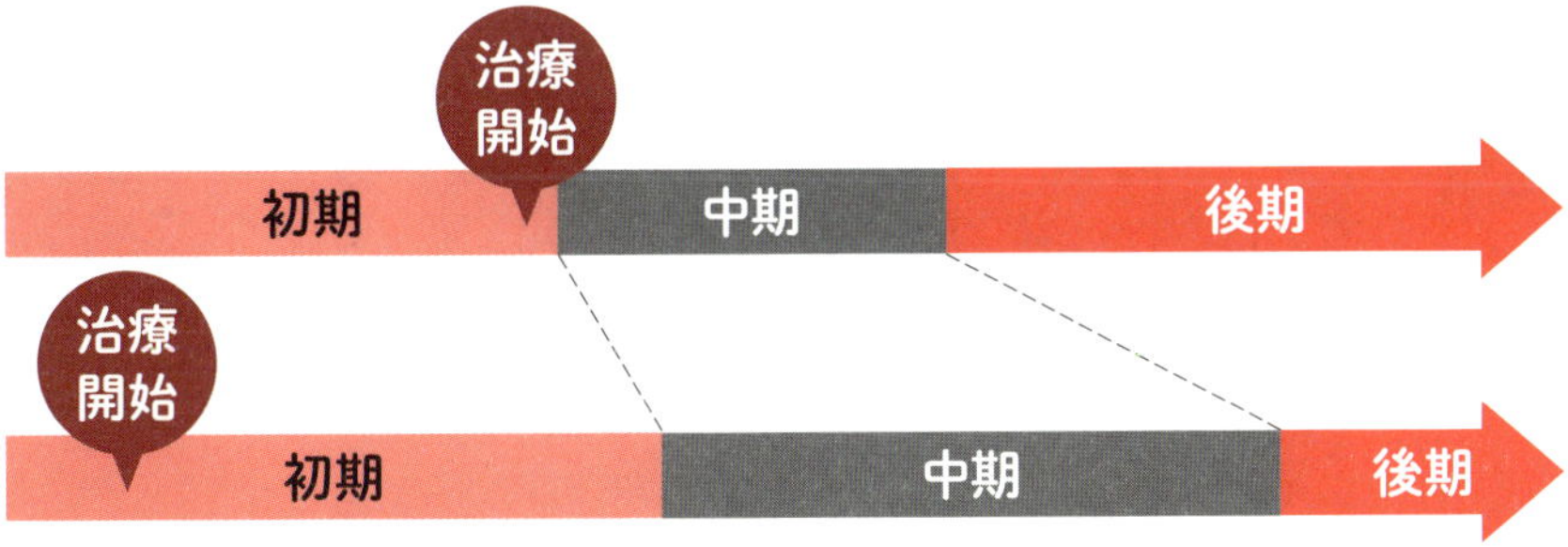

早く発見し、早く投薬を始める

認知機能の低下を防ぐためには、すみやかに投薬を始めることです。「認知症かもしれないけれど、認知症と診断されるのは嫌だ」と、受診をためらっているうちに病状が進行してしまうこともあります。「もしかして？」と思ったらすみやかに病院を訪れてください。**早期発見早期治療ができれば、病状の進行をゆるやかにして、長く元気に過ごすことができます。**

そして、**まだ症状の軽いうちであれば、介護の心構えができていきますし、本人の生活環境や、介護するご家族の環境を整えることもできます。**これは、結果的に介護の負担を軽くするためにとても役立ちます。

認知症を受け入れる

- 不安に思っていることや困っていることがあると、症状が強く現れる。
- 本人が安心することで症状は和らぐ。
- 「何か困っていることがないか?」と、行動の理由や背景を考えてみる。

不安な気持ちが症状を悪化させる

患者数の増加により誰もが認知症になる可能性があることは広く知られてきましたが、それでも認知症と診断されたときは、患者さんだけでなく、ご家族も大きなショックを受けるでしょう。そして、ショックに追い打ちをかけるように、「今までこんなことはなかったのに」と思うような行動をするようになり、介護をするご家族は困惑してしまいます。

何度も同じことを繰り返す、入浴や外出を嫌がる、夜中に眠れずうろうろしていると、つい厳しい口調で注意してしまいがちですが、そうすると症状は悪化してし

症状が強く出るのは本人の不安要素が原因

中核症状[*1]の悪化

＋

行動心理症状(BPSD)[*2]の出現

← **認知症患者の気持ち**

- なぜ病気になったのかという戸惑い。
- 病気であることへの否定。
- 周囲の無理解に対する不満。
- 家族に迷惑がかかるという心配。
- 人生が終わってしまったかのような絶望感。

まう恐れがあります。

ここで大事なことは、**患者さん自身はわざとまわりを困らせるような行動をしているわけではない**ということです。

これはもの忘れによる勘違いや失敗を取り繕《つくろ》おうとし、そうした自分への恥ずかしさや腹立たしさから起こる認知症の症状だと理解しましょう。

また、足腰が痛む、風邪をひいた、便秘が続いている、といった体調の変化によっても症状が強く現れることもあります。

不安に思っていることはないか、困っていることはないか、体調が悪くないか、患者さんの様子を普段からよく観察し、それを取りのぞいてあげられる介護が大切です。

そうすれば、症状も落ち着き、患者さんも介護するご家族も穏やかに暮らせます。

＊1「中核症状」➡p.30　＊2「行動心理症状（BPSD）」➡p.31

適切な介護で症状を和らげる

- 認知症の症状には中核症状と行動心理症状（ＢＰＳＤ）がある。
- 患者さんの性格や周囲の環境、人間関係などに反応して症状が現れる。
- まわりの人たちの接し方、適切な薬物治療などで改善が可能。

行動心理症状（ＢＰＳＤ）は誰にでも現れるわけではない

認知症の主な症状は中核症状と行動心理症状（ＢＰＳＤ）に分けられます。中核症状は脳の神経細胞に何らかの障害が起き、記憶、思考、見当識、理解、計算、学習、言語、判断などの認知機能が失われ、改善がなかなか難しい症状です。

行動心理症状（ＢＰＳＤ）は、認知機能の低下に伴って周囲の状況に適応できなくなって起こる行動や心理症状です。うつ状態や興奮、睡眠障害、徘徊などがありますが、本人の性格や素質、環境、人間関係などが複雑に絡み合って起こるため、患者さん全員に現れるというわけではありません。患者さんが中核症状に戸惑い、困った場面で何とかしてつじつまを合わせようとして起こります。つまり、**患者さん自身が忘れることが増え、判断力が低下していたとしても、不安に思うことや困った気持ちが少なければ、行動心理症状（ＢＰＳＤ）は目立たないといえます。**

介護する人の気持ちは伝わる

行動心理症状（ＢＰＳＤ）は介護するご家族には大きな負担ですが、患者さんが何か訴えたいことや不安に思う理由があってのことだと考えましょう。また、ご家族が接し方を変える、専門的な介護を受ける、医師に相談して薬物治療をすることで症状は和らぎます。認知症になると人格が崩壊すると誤解している人がいます。しかし、**脳のはたらきが悪くなるのは記憶や判断の部分だけで、例えるならこれは脳の５％ほどにすぎないと思います。残りの95％は正常にはたらき、感情や考えに関する部分は正常です。**病気のせいとわかっていても家族だからこそイライラすることもあります。しかし、その感情は本人に伝わって不安を増長させ、行動心理症状（ＢＰＳＤ）が悪化してしまうことにもなりかねません。お互いに最初はぎこちないかもしれませんが、本人の不安を取りのぞいていく介護を心がけましょう。

中核症状

脳の神経細胞の障害で認知機能が低下して起こります。現在の医学では完治は難しい症状です。

記憶障害

新しい記憶を覚えておくことができなくなります。同じ話を繰り返したり、食事をしたことを忘れたりします。進行すると古い記憶も思い出しにくくなります。最終的には一部の過去の記憶をのぞいてほとんどの記憶が失われ、自分の生活歴も混乱して自分の名前もわからなくなります。

計算力障害

簡単な計算ができなくなり、買い物などでいくら払えばいいかわからなくなることもあります。数字に親しんでいた人は、最後まで能力が残る場合もあります。

実行機能障害

目的に合わせて計画を立て、効率よく実行することが困難になります。仕事や家事などの段取りができず、2つ以上のことを同時に行うことも難しくなります。

判断力の低下

状況を判断し、論理立てて考えることが難しくなります。そのために、頑固に主張したり、ケガをすることが多くなります。

見当識障害

日付や時間を把握する力が失われていきます。やがて、自分のいる場所などがわからなくなり、季節もわからなくなります。道で迷ったり、家族の名前を忘れたり区別がつかなくなります。

失語・失認・失行

言葉が出にくくなったり、理解が悪くなったりします。道に迷ったり、服の着替えができなくなります。どれが目立つかは個人差があります。

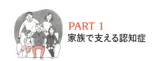

行動心理症状（BPSD）

中核症状を抱える人が、不安や戸惑いを感じながらも、周囲の人や現実と折り合いをつけようとするためにでてくる症状です。

中核症状

徘徊
家を出てあちこち歩き回り道に迷う。

幻覚・妄想
物を取られたなどと思い込む。

うつ状態
気分が落ち込む。関心があったものにも興味を示さなくなる。

暴力行為
不満や不快を表現できず、興奮して暴れる。

不安や焦燥
イライラして落ち着かない。涙を流して落ち込む。

睡眠障害
寝つきが悪く、夜中に何度も目が覚めひどいときには、昼夜が逆転する。

興奮や易怒性
すぐに怒り出す。感情の起伏が激しくなる。

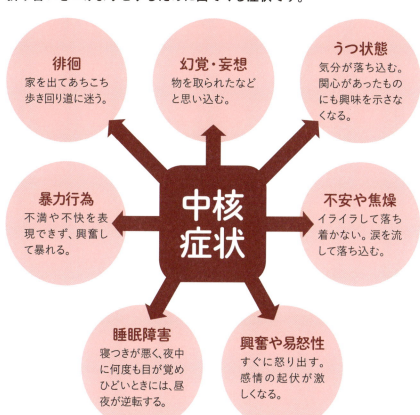

認知症の人への接し方

● 認知症の人は自分の行動を思い返すことが難しいことが多い。
● 認知症の人の言動を否定や反論はせず、まずはじっくり耳を傾ける。
● 安心できる対応を繰り返す。

否定すると症状はひどくなる

たとえば、認知症の人は「財布を盗まれた」と主張することがよくあります。いつもと違う場所にしまっていたり、あるいはどこかに置き忘れてしまうことがそもその原因です。財布を見つけ出さないと、そのうちにこれは誰かのせいだと思い込むようになり、「盗まれたに違いない」という妄想につながってしまうのです。

このときは混乱していますから、自分の結論を否定され、理屈で説明されても受け入れられません。逆に妄想や興奮がひどくなってしまうこともあります。

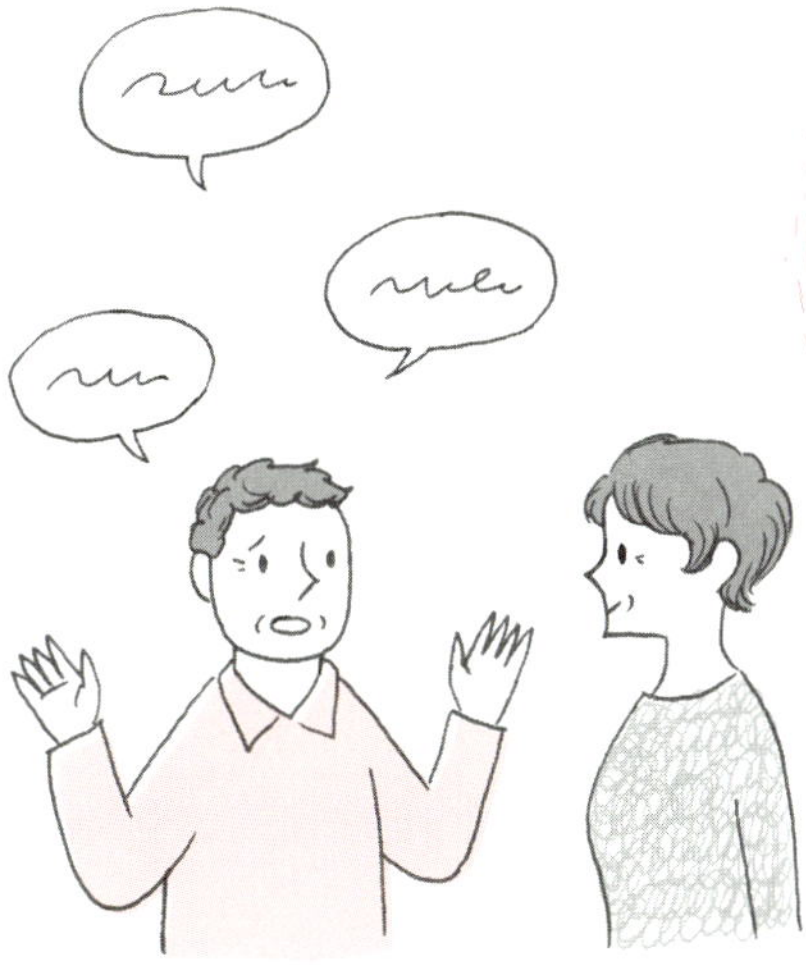

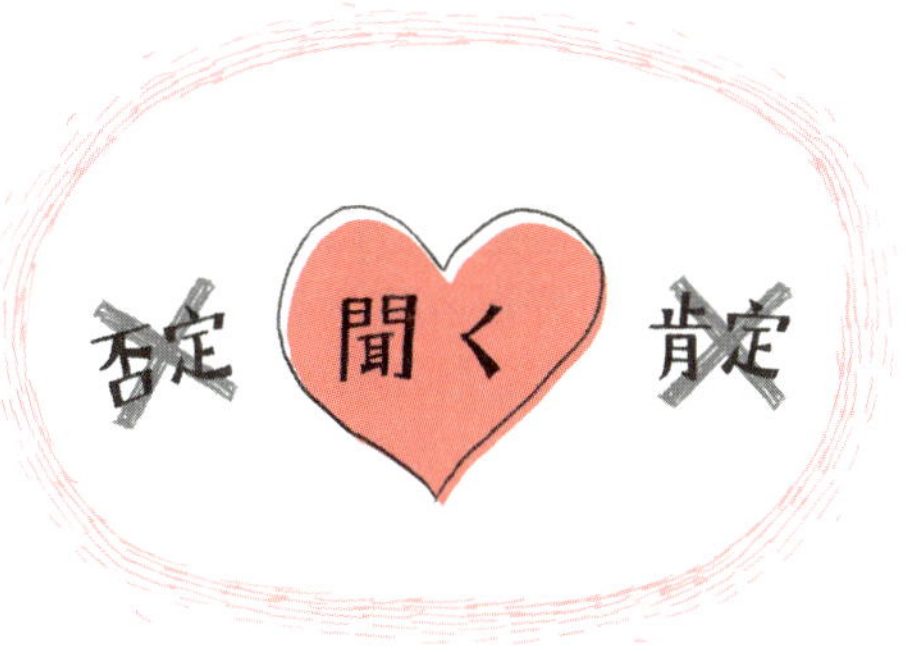

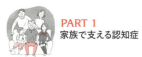

プライドを傷つけないように
接することを意識しましょう。

否定も肯定もしないで聞く

まずは、言うことを否定も肯定もしないことです。**本人の気持ちに共感するような言葉がけをしながら、話を聞く姿勢を示すようにしましょう。**

認知症では記憶力が低下していても、快・不快の感情は記憶に残りやすく、叱られたときの嫌な感じや納得できない気持ちは覚えています。それが、財布を盗まれた、家族が自分の悪口を言うなどの妄想や、夕方になると自分の家にいるのに帰ると言い始める夕暮れ症候群といった症状が起きるきっかけにもなります。

否定的な対応ではなく、安心できる対応の繰り返しで、症状は緩和されます。プライドを傷つけない接し方を心がけましょう。

家族の心構えの7つのポイント

認知症の人は、見た目には発症前と大きな違いがなくても、苦手なこと、できないことが現れてきます。また、会話の内容をすぐに理解できないことがありますが、その場の雰囲気は敏感に察知します。そうしたことを理解して、介護する人が余裕をもって接するようにしましょう。

POINT 1

穏やかな口調でゆっくりと話す

早口は聞き取りにくく、大声や甲高い声は怒られているように感じられます。落ち着いたトーンでやさしく、ゆっくりと話すように心がけましょう。

POINT 2

ひとつずつ伝える

「着替えてデイサービスに行きますよ」ではどちらを先にしたらよいか混乱していまいます。「着替えましょう」「デイサービスに行きましょう」と分けて伝えると理解しやすくなります。

POINT 3

視界に入って声をかける

突然、背後から声をかけると、動揺させてしまいます。相手の視界に入ってから声をかけるようにしましょう。

POINT 4

無理に思い出させない

忘れていることに気づいても、無理に思い出させたり、しつこく問いただささないようにしましょう。忘れているのではなく、覚えられないのです。

POINT 5

間違いを訂正しない

事実とは違う思い込みがあっても、言い分を聞いて、話を合わせてあげましょう。訂正されると「自分を否定された」と感じ、不安になります。

POINT 6

叱ったり、命令したりしない

感情的になって叱ったり、命令口調になったりすると、不安や不満が残り、困った行動がひどくなることがあります。

POINT 7

プライドを傷つけない

何もわからないとバカにしたり、子ども扱いをしたりしないように。もの忘れなどがあるからといって感情がないわけでは決してありません。

自分でできることはやってもらう、でも

- できることは本人にしてもらうということが基本。
- でもストレスになっているときには、無理をさせない。
- 本人のやりがいにつながることが望ましい。

「自分も役に立っている」と感じてもらう

認知症の人に「危険だから」といって、何もさせないご家族もいるようですが、それが、「介護に余計な手間がかかるのを避けたい」という理由であれば、考え方を見直しましょう。

まわりが必要以上に世話をやいてしまうと、本人は自分の存在価値を見失ってしまい、それはまた不安となって、行動心理症状[*1]（ＢＰＳＤ）を悪化させることになりかねません。脳の機能がすべて失われているわけではないので、残っている機能を保つためにも重要です。

＊1「行動心理症状（BPSD）」➡p.31

生活の中でできることを見つける

本人が生活や家族の中で自分の役割をもち続けられるように、できることは積極的にやってもらいましょう。

認知症でできなくなったこと		できることはやってもらう
料理の手順で混乱し、時間がかかる	→	食後の食器洗いをお願いする
洗濯機の使い方がわからなくなった	→	洗濯物を畳むことをお願いする
迷子になるので外出をおっくうがる	→	一緒に散歩することを日課にする

また、自分ができることをして家族の役に立っていると感じ、生活の中で自信をもてることが、認知症の進行を遅らせるためにはとても大切なことです。

無理せずできることをやってもらう

ただし、1人でできそうにないことでは、かえって混乱して自信を失ってしまいます。様子を見ながら、無理せずできることをお願いしましょう。

これまで家族と同居していた場合でも、一人暮らしの場合でも、認知症の初期であればすぐに生活環境を変えなくても大丈夫です。日常生活で介護が必要になるまでには時間があります。症状が進むまでに、どのように介護する環境を整えていくかを、本人の意向もふまえながらご家族や親戚で話し合っておきましょう。

認知症の人を孤立させない

- 家族の中で孤立させない。
- 社会の中でも患者さんを孤立させないようにする。
- 困ったときにまわりに助けを求められる環境をつくる。

家族の中で疎外感を与えない

認知症のとくに初期では、以前とは少し違う「何かがおかしい」と自分を不安に思いながら暮らしています。もどかしい気持ちをまわりに伝えられないだけで、周囲との食い違いや思うようにできないことが増えていく自分に戸惑っています。覚えていないから、困ったことばかりするからといって、家族の中で疎外するようなことは決してあってはなりません。**これまでと同じように接するようにしましょう。** 家族の一員であるという安心感が、認知症の進行を遅らせる一助になるはずです。

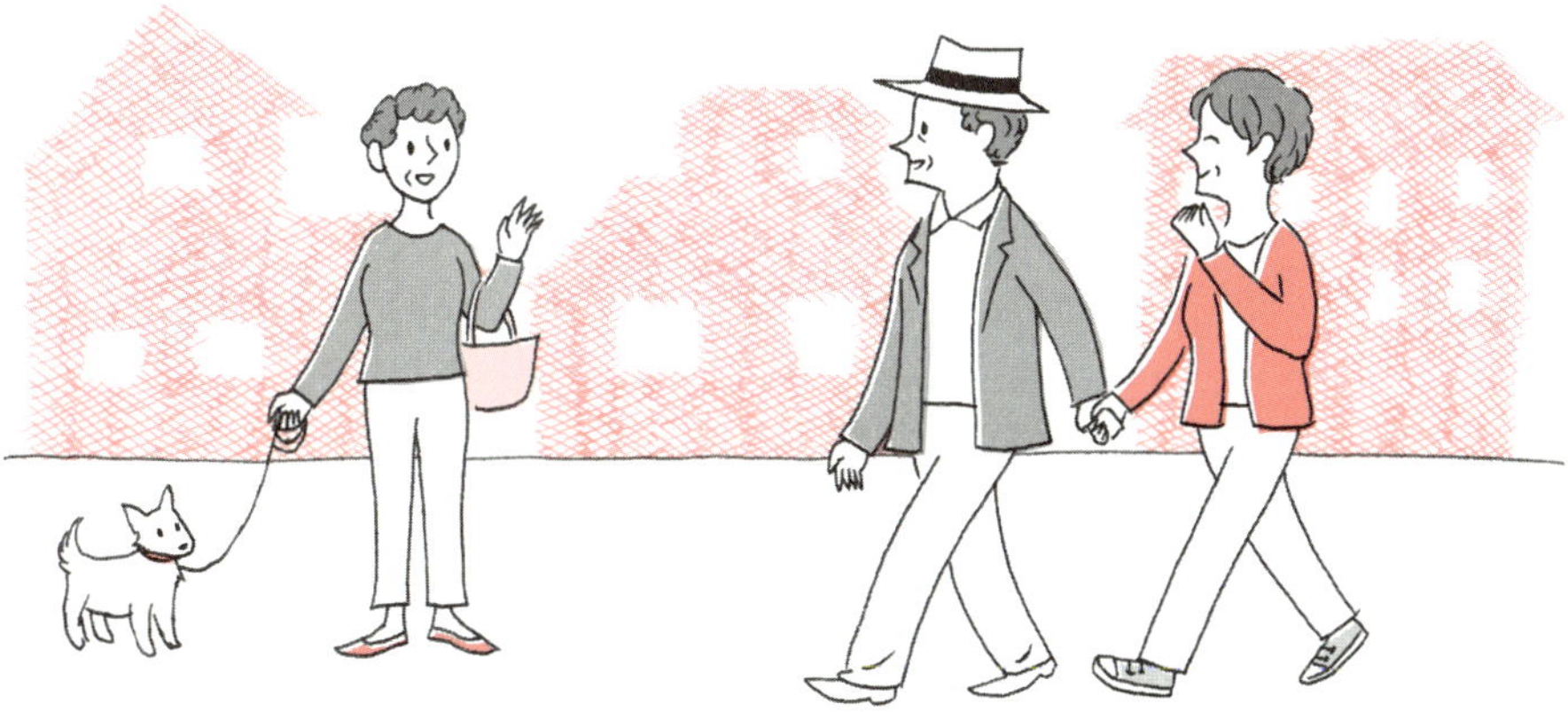

認知症であることを近隣の人にも伝え、
いつでも助けを求められる環境をつくりましょう。

患者さんも家族も社会から孤立しない

認知症であることをまわりに隠さず話せるようになったのはごく最近のこと。今では、誰でもかかる病気であること、病気の特徴もマスコミなどで報道されています。

それでも、同じ話を繰り返す行動や、徘徊が続いたりすると、ご家族が恥ずかしいと感じて、外出を控えさせることがあります。こうした状況をつくってしまうと困ったことがあっても周囲に助けを求めにくくなり、家族も地域から孤立してしまいます。

社会のサポート体制も充実し、社会での認知症への理解も深まりつつあります。**近隣の人にも家族が認知症であることを伝え、孤立することなく、社会の中で生活していくことが大切です。**

家族も本人も生活の質を保つ

- 家族も犠牲になることなく、充実した生活を送る工夫をする。
- まわりの助けを積極的に借りて、穏やかに過ごせるような方法を選択する。
- 認知症について学びながら、今できることをする。

患者さんの人生を豊かにするサポートをする

認知症の初期段階では、本人もご家族も、認知症にかかったという事実をなかなか受け入れられないものです。「元の状態に戻ってほしい」と願うあまりに、頑張ればできるはずだし、何度も言えば思い出すのではないかと、何か失敗したり、間違うたびに指摘をしているご家族もよく見られます。

残念ながら、ご家族が何度注意しても、患者さんの記憶や判断力の低下といった認知症の症状は改善されません。

だからといって人生が終わったわけではなく、正常な機能はまだたくさん残って

認知症の家族が抱える問題

- 本人が収入を得ていた際は、家庭の経済問題が生じる。
- 家族が仕事をしていて、昼間は介護できる人がいない。
- 家族が遠くに暮らしていて介護ができない。
- 自宅で介護したくても十分なスペースがない。
- 家庭内の関係が以前からよくない。
- 介護に関わる家族の身体的・精神的負担が大きい。
- 同居でない親族が介護の大変さを理解してくれない。

いますし、さまざまな感情ももち合わせています。認知症は長い時間をかけて、ゆっくりと進行する病気ですから、**ご家族も認知症について学びながら、本人が穏やかに充実した毎日が送れるようなサポートをしていきましょう。**

介護する人の人生も配慮する

ご家族は、認知症になった親、あるいは夫や妻をどのように介護するのかという現実的な問題を抱えることになります。今までと同じようにはいかず、家族の日常生活や、人生設計を見直すことも必要になるでしょう。だからといって、ご家族が自らの人生を捧げてまで介護することはないようにしたいものです。

　ご家族だけでなく、介護サービスを利用して、**介**

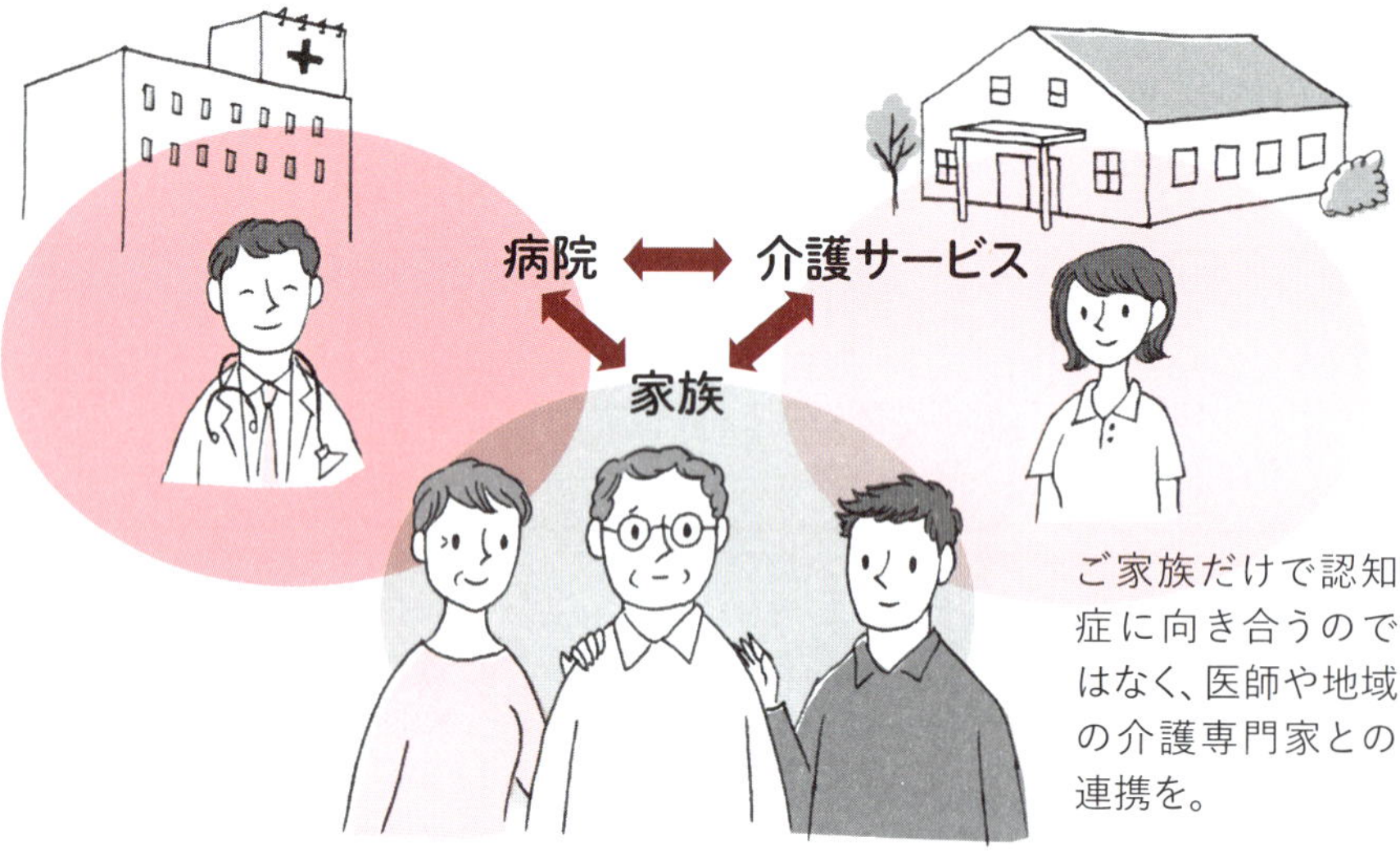

ご家族だけで認知症に向き合うのではなく、医師や地域の介護専門家との連携を。

護する人も自分自身の人生を充実させられるような配慮をしていくことも大切なことです。

介護は毎日続きます。どんなに明るく朗らかに介護に取り組んでいても、疲労やストレスは少しずつたまっていくものです。また、介護する人が高齢である、持病をもっている、更年期を迎えているなど、体調が思うようにいかない場合も多くあります。介護をする人の心身の健康も考えていかなければなりません。

そのためにも、**積極的に医師や、地域で介護を支えてくれるケアマネージャー、介護ヘルパー、利用する施設のスタッフとの信頼関係を積極的につくっていきましょう。**

適した薬物療法を行い、介護保険や公的なサービスを利用していけば、認知症の患者さんもご家族も、快適な毎日が過ごせるようになります。

焦らずに、ゆっくりと取り組む

認知症について学び、介護について正しい理解を身につけたとしても、実生活ではなかなかうまくいかないこともあるはずです。

ダメだとわかっていてもイライラして、あたってしまうということもあるかもしれません。本人に悪気があるわけではないし、叱ったら逆効果になるとわかっていても、忙しい毎日に追われてしまい、ついきつい言葉を投げてしまったりすることもあると思います。しかし、**介護する人の気持ちは、認知症の症状に反映してしまいます。**

最初はうまくいかなくても、時間をかけて少しずつ、患者さんの感じていることをくみ取れるようになればよいでしょう。イライラしてしまう気持ちを、隠さず話せる場所や人を見つけておくことも必要です。

できなくなったことばかりに嘆いてマイナス思考に陥るのではなく、今の状態でもできることを探し、楽しむことで、ご家族の貴重な残りの時間を一緒に過ごしていきたいものです。

Q つい言葉がきつくなってしまうときはどうしたらいい？

A 介護の体力面・精神面での無理がないか見直しを。

介護しているあなた自身が疲れていたり、無理をしているところがあるのかもしれません。**体力面、精神面で無理がかかっていないかどうか、毎日の介護を振り返ってみましょう。**無理があるようなら、改善する方法はないか、負担を減らせる方法はないか、考えてみましょう。

ご家族だけで問題を抱えず、訪問介護やデイサービスなどを利用することも検討しましょう。**介護は毎日のことですから、主に介護する人がリフレッシュする時間をもつことも大切です。**ときにはショートステイを利用して旅行したり、趣味の時間を楽しんだりすることも大切なことです。

Q つい感情的になって怒ってしまったときは？

A 落ち着いてから、「ごめんね」と伝えてみましょう。

少し時間を置いて、**自分が落ち着いてから自分の気持ちや、怒ってしまったことに対する「ごめんね」を本人に伝えてみましょう。**言葉にすることで少し気分が楽になります。

どうしても感情が高ぶり我慢ができないときは、危険がない限り、一時的にその場を離れるのもよいでしょう。

Q 昔から折り合いが悪く、介護がなかなかうまくいきません。

A 他の人の手を借りて上手に距離を保ちましょう。

認知症になったからといって、家族の間のすべての感情がリセットされるわけではありません。確執やすれ違い、葛藤なども含めて、介護にはどうしてもそれまでのご家族の人生や歴史が反映されます。現在がどうかは別にして、昔の出来事で心に残った嫉妬や憎しみが入り交じって、やさしくできないという人もいるはずです。

そうした気持ちを押し殺してまで無理に介護をしなければならないというわけではありません。**さまざまな人の手を借りて、上手に距離を保ちながら介護することも選択のひとつです。**

一方で、少し疎遠になっていた親子が、介護を通して思い出話などを共有し、心を通わせることができたということもあります。

1人で改善するのは大変難しいものです。医師とも相談をしながら介護への取り組み方を考えていきましょう。

Q 自分も高齢なので、今後の介護が不安です

A 希望や不安も含めて相談し、介護サービスを受けましょう。

高齢の方はとくに、ヘルパーなどの介護者を家に入れることに抵抗があったり、費用を心配して介護サービスを利用しない人がいます。

高齢者だけの生活は何かあったときの対応にも限界があり、近くに頼れるご家族が住んでいないのであれば、やはり介護者と

患者さんどちらのことを考えても、介護サービスを受けることをおすすめします。

地域包括支援センターでは、利用者の希望や不安を聞き入れて提供する介護内容はもちろん、費用の相談も受けてくれます。すこやかに暮らすためにも、介護サービスを上手に使いましょう。

Q 同居していない親戚が介護の大変さを理解してくれません。

A 2～3日、自分たちと一緒に過ごしてみてもらいましょう。

認知症の症状は体調によって穏やかなときもありますし、緊張感から現れにくくなることもあります。久しぶりに訪ねてきた親戚には、いつもより比較的しっかりとした受け答えをする本人の様子に、「こんなに元気だったら、そんなに大変じゃないわね」と思われたりすることも。

介護をしたことのない人には、なかなかその大変さがわかりません。ましてや、本来の症状を目の当たりにしていない人に、状況を説明しても、なかなか理解を得られないでしょう。

そうしたときは、担当の医師から直接状況を説明してもらうのがよいでしょう。また、**2～3日を自分たちと一緒に過ごしてもらい、どんな介護を必要としているのか、また、介護する人にとってどんな負担が起こっているのかを体験してもらうとよいでしょう。**

そうした中で、介護の今の現状を改善していくアイデアを共有できるかもしれません。何より、介護の大変さを理解してくれる人が増えることは、あなたにとって大きな支えになるはずです。

PART 2

初期の認知症Q&A

早めに認知症の診断を受けることが大切です。
日常生活にそれほど不便さは感じませんが、
初期症状の問題を解決します。

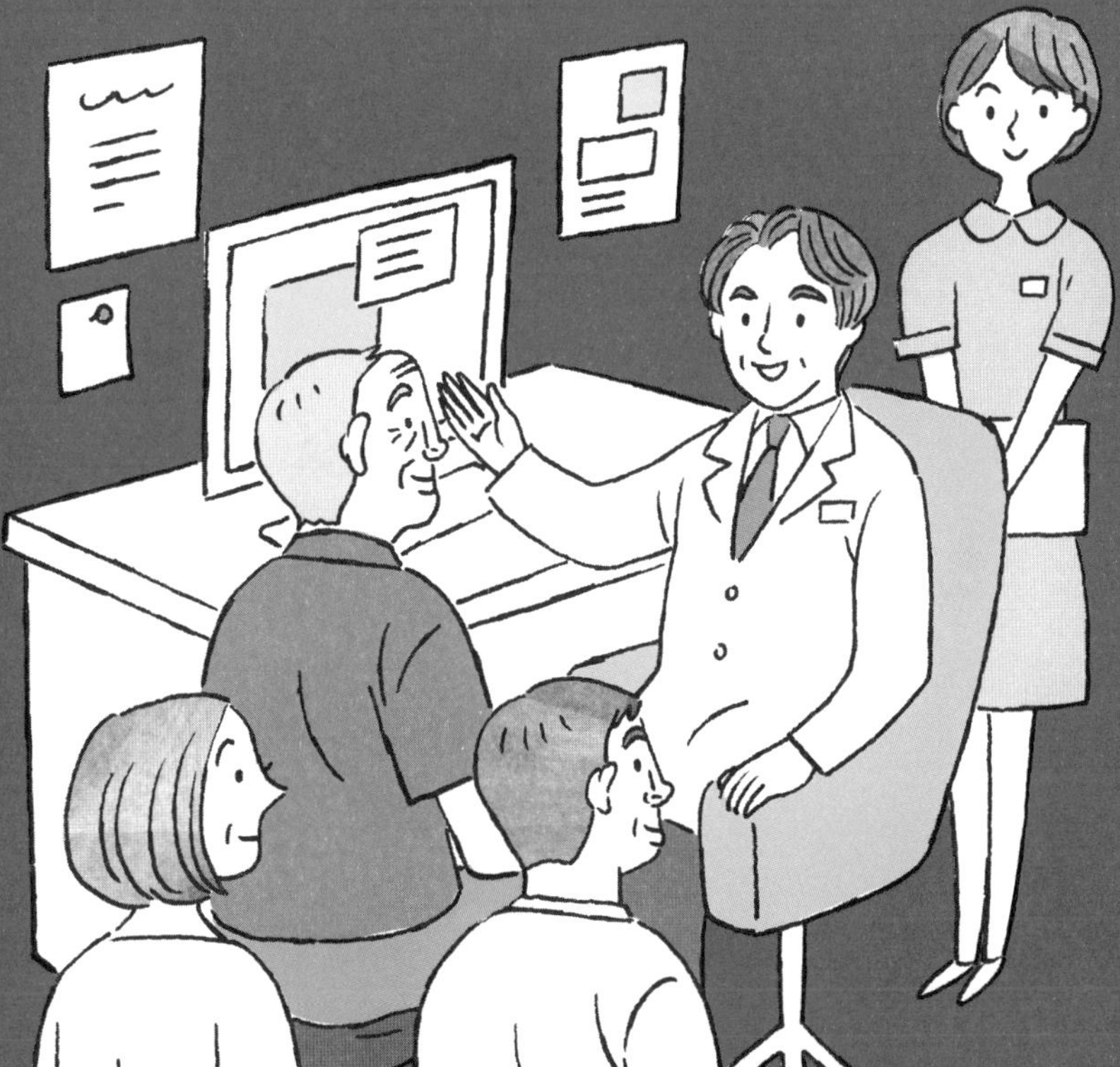

問題を抱え込まず、医療スタッフと連携をして治療を進めましょう。

認知症の初期症状の特徴

- 認知症の症状の進行は初期・中期・後期に分けられる。
- 初期は症状が5年ほどの期間でゆっくりと進行していく。
- 生活のリズムを整え、自信を失わないようにする。

日常生活にほとんど影響がない

認知症ではまず、**もの忘れをはじめとする記憶障害が現れますが、身の回りのことはそれまでとほぼ同じようにできるので、初期の日常生活ではあまり不便さを感じることがありません。**ただ、それまで楽しみにしていた趣味に関心を示さなくなる、ものごとへの意欲が低下したりすることもあるので、ご家族が同居していれば「様子がおかしい」と感じる言動が少しずつ増えていきます。一方、一人暮らしの場合は認知症の発症に気づかないまま、初期段階を経過してしまうことも多くあります。

早期発見・治療で進行をゆるやかに

「もの忘れ」は個人差があります。これまでと比べてどう変化したかに注意して早期発見することが、進行をゆるやかにするためにもっとも大切です。

POINT 1 頻度

うっかりミスが多いとか、人の名前を覚えるのが苦手など、元々の特性ではなく、そのような回数が増えてきたときには要注意。

POINT 2 程度

ど忘れではなく、友達との大切な約束やお客さんとのアポイントをすっぽかすなど、迷惑をかけるほどの深刻さがある場合は要注意。

POINT 3 広がり

もの忘れだけでなく、計算ができなくなる、通い慣れた道で迷う、うまく言葉が出てこないなど、複合的な症状が出てきた場合も要注意。

イライラ怒りっぽくなる

もの忘れが増えたり、簡単な計算がすぐにできなくなったりすると、本人も「おかしいな」と自覚し、多くの場合は不安を感じ始めます。そのため「頭がスッキリしない」と周囲に訴えたり、もともと温和だった人がイライラし始めたり、怒りっぽくなることもあります。これはすべて、本人が不安を感じ始めているサインです。

すべて「老化のせい」と決めつけずに、早めにかかりつけの病院でかまわないので受診させてください。「認知症を認めたくない」と、受診を先延ばしにする人も多くいるようですが、それでは症状はどんどんと進行してしまいます。早い時期に治療を始めることで、症状の進行をゆるやかにし、症状の軽い状態を長く保つことができますから、なるべく早い受診が有効です。

生活のリズムを崩さないようにする

ものごとへの意欲が低下するために、1日中つけっぱなしのテレビの前で過ごす姿がよく見られるようになります。テレビを見ながらうとうとと昼寝ばかりしていると夜は目が冴えて眠れず、睡眠障害が起きやすくなります。

ここで大事なことは日々の生活のリズムを崩さないようにすることです。起床、就寝、食事などの時間をいつも一定にして、日によってこれらの時間を変えないようにしましょう。

不規則な生活を送っていると、症状が進むにつれそれに臨機応変に対応できなくなり、混乱してしまいます。症状の悪化にもつながるので、毎日同じ時間に同じ行動をするように心がけましょう。

自信を失わせないようにサポートする

もうひとつ、初期に大切なことは、**生活の中で自信を失わせないようにサポートする**ことです。認知症と診断された場合は、自分の不可解な言動の原因がわかったとしても、「これから自分はどうなっていくのか」「自分が壊れてしまうのではないか」「家族に迷惑をかけるのではないか」「家族に見放されるのではないか」などの心配が頭をもたげ、不安と混乱で症状が悪化してしまうことがあります。

もの忘れが頻繁にあっても、決して責めないでください。ご家族が指摘し続けると、すべての言動に自信を失くしてしまう恐れがあります。ゆったりとした気持ちで見守ってほしいと思います。

また、病人扱いをして何もさせないのではなく、できることは無理しない形でやってもらいましょう。生活の中で役割をもつことで家族に必要とされていると感じ、本人も前向きに病気に取り組めます。**ご家族の皆さんには、できなくなり始めていることに気づいて、不安になっているご本人をさりげなくサポートしてあげてほしいと思います。**

Q もの忘れが気になります

父がいつも探し物をしたり、もの忘れが増えてきたようですが、これは認知症でしょうか。

A 日常生活に支障がある場合は認知症です

加齢によるものか、認知症の症状か

じっくり思い返したり、ヒントをもらえれば思い出せる場合は、加齢によるもの忘れです。認知症の場合は、体験自体を忘れてしまっています。探し物が多い、約束をすっぽかす回数が増えた、友人や家族との会話に食い違いがある、仕事や家事の段取りがわからなくなったなどの変化が出てきたときは、認知症を疑いましょう。

注意力や集中力が低下している、忙しい、精神的に落ち込んでいるときにもものの忘れが出ます。受診を判断する際は、以前と比べてもの忘れの「頻度」「程度」「広

♥安心ケアの対処法

- もの忘れの状態がどのように変化しているかをチェック。
- 意欲の低下や他の変化などもないか様子を見る。
- 様子がおかしいと感じたら、少しでも早く医師の診断を受ける。

もの忘れによる違い

加齢によるもの忘れ	認知症によるもの忘れ
体験したことの一部を忘れる	体験したことそのものを忘れる
ヒントがあれば思い出せる	ヒントがあっても思い出せない
食事のメニューが思い出せない	食事したことそのものを忘れている
頼まれごとをうっかり忘れる	頼まれたことそのものを忘れている
日常生活に支障がない	日常生活に支障をきたす

がり」の3つのポイントがどのように変化したかに注目しましょう。

早めに専門医を受診する

もの忘れが認知症の症状によるものかどうかの診断基準のひとつは「日常生活に支障があるか」です。しかし、一人暮らしの人や定年退職後の人などは、社会活動が少なく、人との交流の機会が減っているために、毎日の生活にそれほど大きな支障がなく、認知症の初期にもかかわらず加齢によるもの忘れと混同してしまい、認知症の発症を見逃してしまいます。

　認知症の初期では、もの忘れがさほど目立たなくても、意欲の低下が見られることがよくあります。また、もの忘れによる失敗を気に病んで不眠の症状が出ることもあります。これまでと様子が違うと感じたら、少しでも早くかかりつけ医や専門医を訪ねることをおすすめします。

Q どこで受診すればよい？

義母が認知症のような気がします。病院は何科を受診すればよいのでしょうか。

A かかりつけの内科で相談してみましょう

かかりつけ医と専門医の協力体制

まず、お義母さんがよく利用している内科の病院など、身近な医療機関に相談してみましょう。「自分は認知症ではない」と抵抗を示していても、かかりつけ医であれば受診もスムーズですし、安心して相談できます。

診断で認知症が疑われた場合には、認知症の専門医に診てもらいます。かかりつけ医も近隣の専門外来の情報をもっているので、相談してみましょう。専門医の診断後に病状が安定すれば、かかりつけ医に治療が引き継がれ、薬を処方してもらう

♥安心ケアの対処法

- かかりつけ医に相談し、専門医を紹介してもらう。
- 詳しい診断には、専門外来の受診が必要。
- かかりつけ医がない場合は、保健所や地域包括支援センターへ相談。

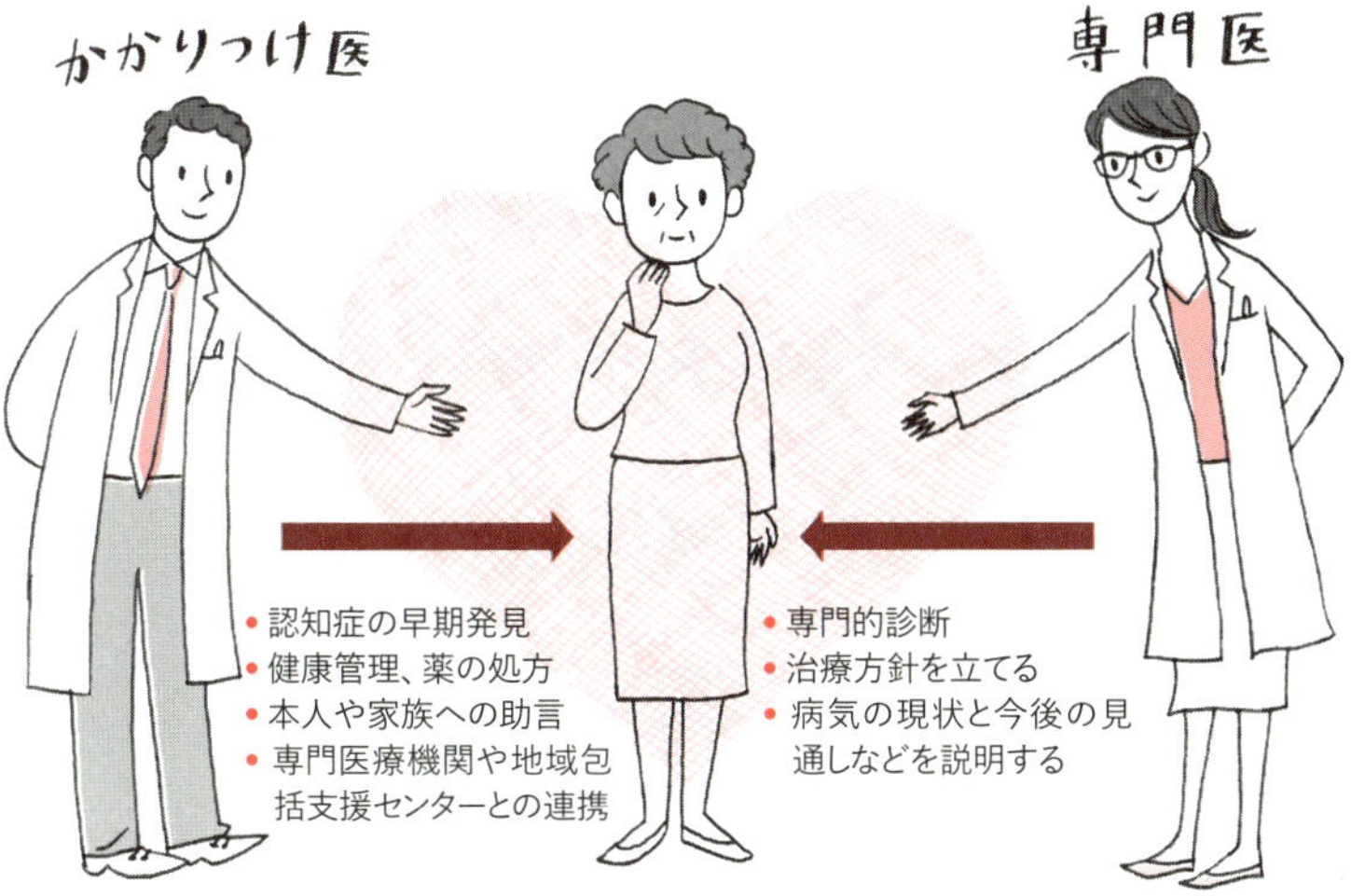
かかりつけ医
専門医
• 認知症の早期発見
• 健康管理、薬の処方
• 本人や家族への助言
• 専門医療機関や地域包括支援センターとの連携
• 専門的診断
• 治療方針を立てる
• 病気の現状と今後の見通しなどを説明する

かかりつけ医と専門医の協力で患者さんを支えます。

こともできるので、診療に通う負担も少なくなります。

地域の公共機関に相談

認知症の詳しい診断には**「もの忘れ外来」や「認知症外来」といった認知症の専門医が必ずいる専門外来で受診することをおすすめします。**診察を受ける場合にかかりつけ医の紹介状が必要な場合もあるので、事前に電話などで確認しておきましょう。

かかりつけ医がいない場合は、各地域の「認知症疾患医療センター」のほか、市区町村の保健所や「地域包括支援センター」[*1]に相談して、専門外来を紹介してもらいましょう。

また、インターネットでも認知症[*2]の専門医がいる病院を検索できるホームページがありますので、利用してみてください。

*1「地域包括支援センター」➡p.185
*2「困ったときの相談窓口」➡p.190

Q 本人が受診を拒否します

「認知症ではない」と病院に行こうとしません。どうしたらよいでしょうか。

A 早期発見・治療で進行がゆるやかになることを説明

初期の過ごし方が重要

認知症であることを認めたくない気持ちから、受診を嫌がったり、「認知症は治らない病気だから、受診してもムダだ」と考える人がいるようです。

しかし、認知症かどうかを疑っている初期の過ごし方によって、その後の病状の進行は大きく違ってきてしまいます。認知症の病状は15～25年かけてゆっくりと進行していきますが、早期に投薬が始められれば、進行をさらにゆるやかにすることができます。受診をためらっているうちに病状が大きく進行してしまうこともありますので、

♥安心ケアの対処法

- 早期の治療が、病状の進行をゆるやかにすることを伝える。
- 嘘や曖昧なことを言って、強引に病院に連れて行かない。
- 健康診断をきっかけにして認知症の検査も受ける。

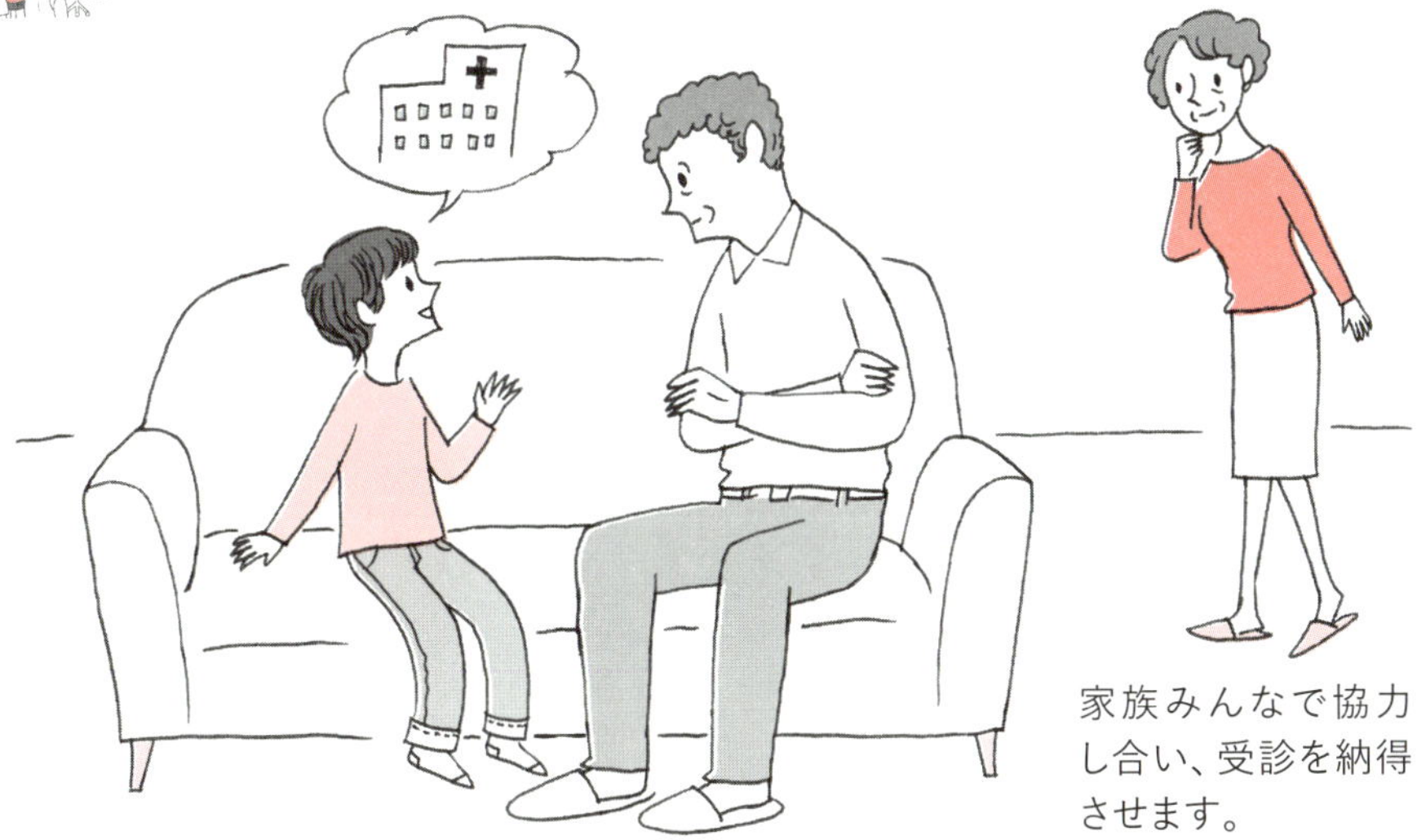

家族みんなで協力し合い、受診を納得させます。

なるべく早く本人を説得して受診させるようにしましょう。

病院へ行くきっかけをつくる

受診するときは、嘘や曖昧なことを言って無理に連れて行くことはおすすめしません。家族間の信頼関係が失われ、その後の検査や治療が難しくなることがあります。**「ずっと元気でいてほしいからこそ、受診してほしい」というご家族の気持ちを伝え、受診に同行しましょう。**高齢者の場合はお孫さんから話してもらうと、案外すんなり納得するケースも多いようです。

それでも本人が受診に納得しない場合は、かかりつけ医に相談して、たとえば持病の診療のときに話してもらう、健康診断をきっかけに認知症の検査を受けるといった方法も考えられます。

Q 告知はすべきですか？

父が認知症と診断されましたが、本人にも病気のことを伝えるべきでしょうか。

A 本人にも事実を伝え、一緒に治療に取り組みましょう

情報共有で治療効果を高める

「ショックを受けるだろう」と気遣うあまり、本人に認知症だと伝えないご家族がいます。しかし、お父さん自身が認知症の発症を理解しないまま治療を続けることはとても難しいことです。まして、本人も以前とは違うと心配しているので、結果を伝えられると、「腑に落ちる」ということも少なからずあります。

とくに認知症の初期の段階では、患者さんとそのご家族、そして医師が病状の情報をしっかりと共有し、協力し合うことによって治療の効果を高めることができま

♥安心ケアの対処法

- 患者さん本人にも告知して、家族間の信頼関係を損なわないようにする。
- 告知は、ご家族も同席して医師から受けるようにする。
- 患者さんとご家族、医師で病状の情報を共有する。

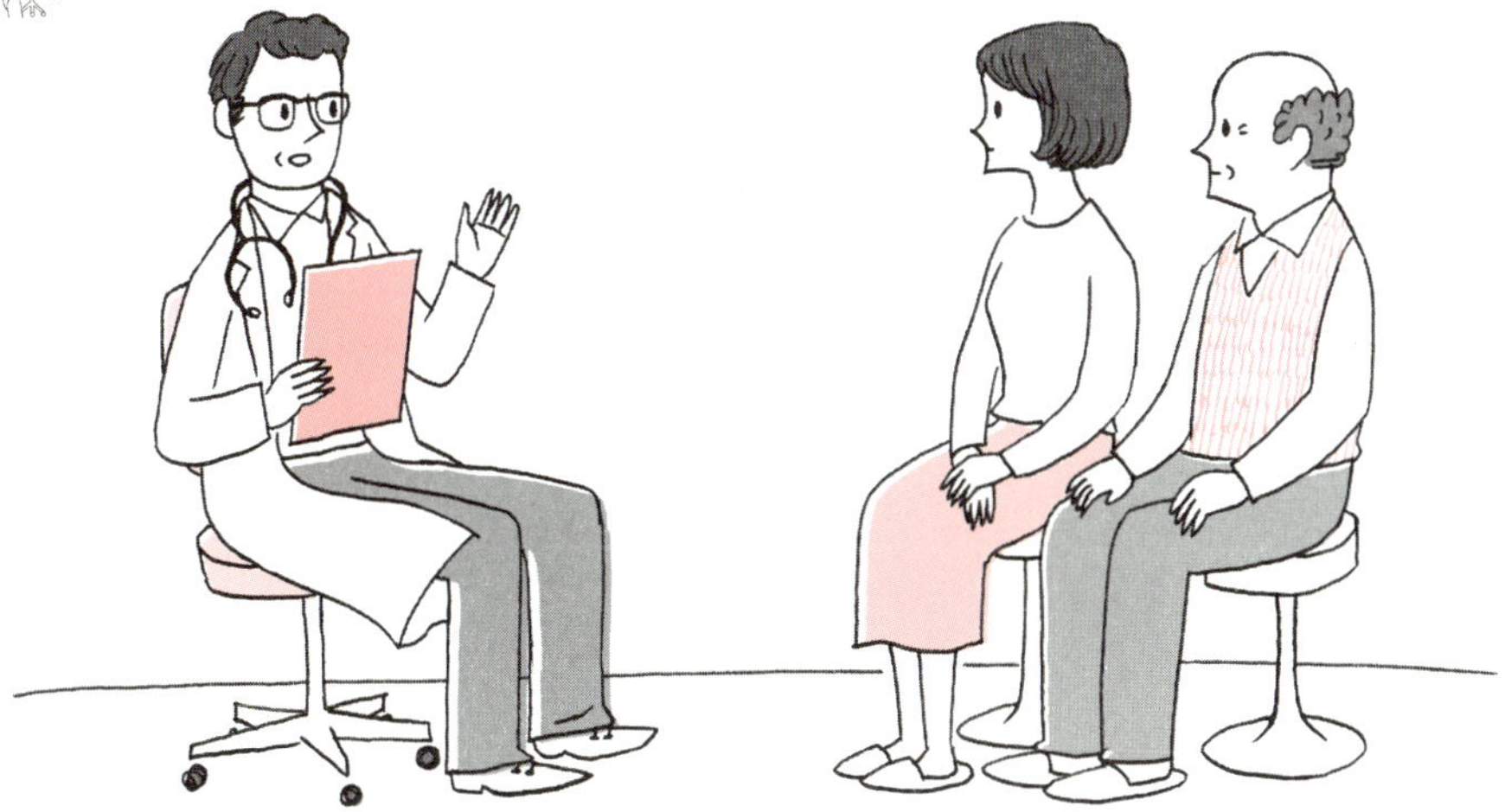

本人への告知はご家族も同席を。

す。告知は医師に任せ、お父さんの精神状態が安定しているときに、ご家族が同席のもとで一緒に告知を受けるようにしましょう。

不安な気持ちは抱え込まずに相談を

認知症になると、病気を認めたくない気持ち、症状へのいらだち、これからの人生への不安などたくさんの悩みが生まれますが、一方、認知症と診断されたことで、「やみくもに不安だった気持ちが落ち着いた」という人やご家族も多くいます。まずは認知症という事実を受け入れ、前向きに認知症と向き合うようにしましょう。

また、不安な気持ちはご家族だけで抱え込まず、遠慮なく担当の医師に相談してください。地域包括支援センター[*1]でも相談や援助をしてもらえるので、積極的に利用しましょう。

＊1「地域包括支援センター」➡p.185

Q 同じ物を買ってきます

母が家にある物でも何度も買ってきてしまいます。どうしたらよいでしょうか。

A 判断力が低下しているのでサポートしてあげましょう

否定的に注意しない

同じ物を何度も買ってしまう行動は、「買ったことを忘れる」「判断力が低下している」ために起きています。つい先日に買った物でも買ったことを思い出せないので、目につくたびに新鮮な気持ちになって買ってしまうのです。

同じ食材を買ってきて食べきれず、処分しなければならないようなことがあるとご家族は「家にたくさんあるでしょう」「いくつも同じ物を買わないでください」と否定的な言葉でストレートに注意しがちですが、そういう言葉を投げられたお母

♥安心ケアの対処法

- ✤一緒に買い物に行く。
- ✤否定的な言葉でストレートに注意しない。
- ✤冷蔵庫の扉など、よく目にする場所に家にある物のメモを貼る。
- ✤財布の中のお金を管理する。

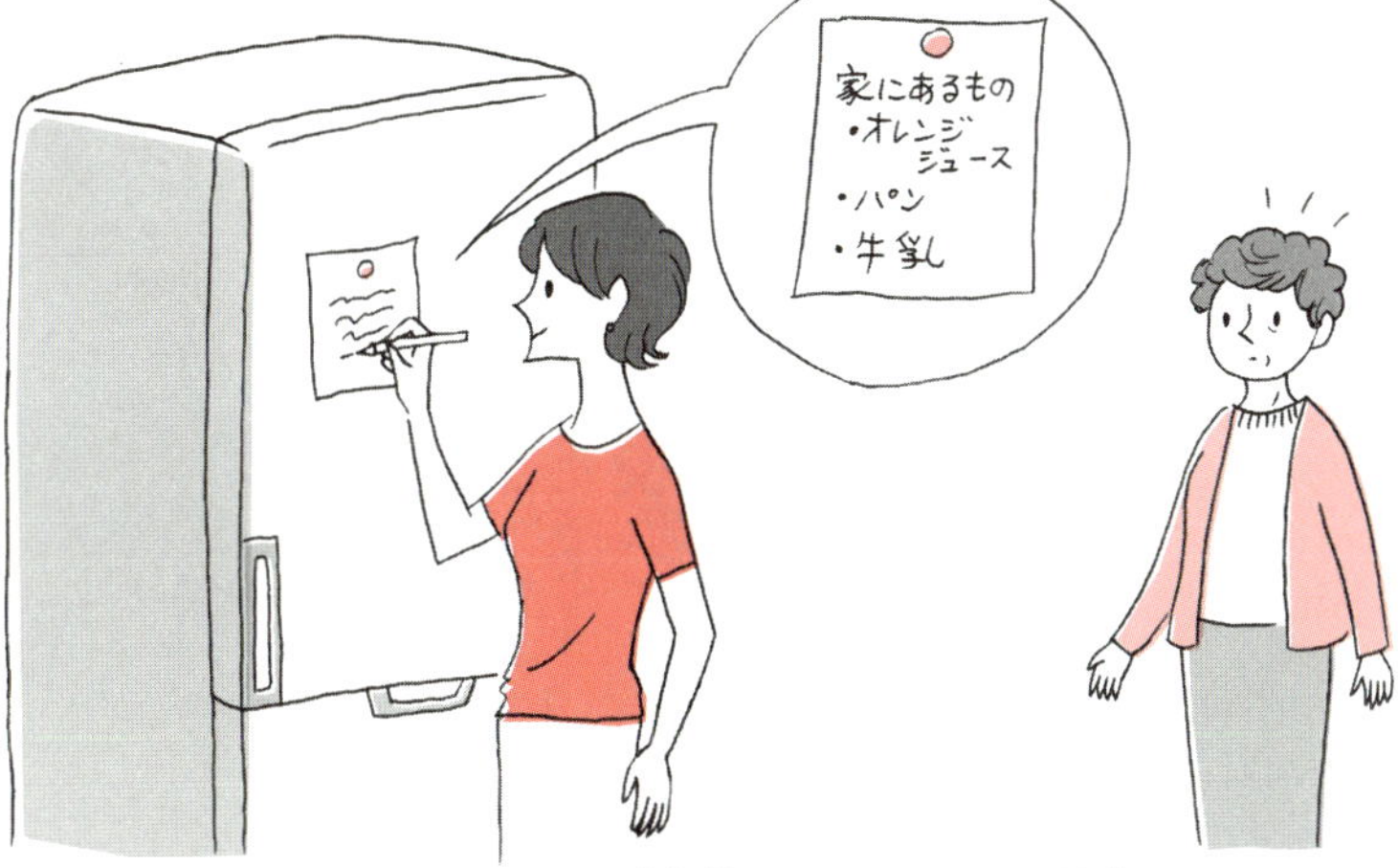
家にあるもの
・オレンジジュース
・パン
・牛乳

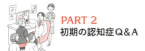

ご家族みんなでメモを共有するとよいでしょう。

さんは、忘れてしまっていた事実に気づいてショックを受け、どんどん自分の行動に自信を失ってしまい、引き込もるようになってしまいます。

混乱して病状が悪化したり、別の症状が現れたりする可能性もあるので、**厳しく指摘せず、買い物の重複を避けるサポートをしてあげましょう。**

メモを残しておく

たとえば冷蔵庫の扉や財布の中など、お母さんの目につきやすいところに、「牛乳は1本あります」「トイレットペーパーは買わなくても大丈夫」と**メモがあると、お母さんも数日前の買い物を思い出しやすくなります。**

また、買い物には一緒に行くようにする、買いすぎないように財布の中のお金を管理する、といったことも必要です。

Q 家事の手順がおかしいです

料理が得意なはずの母が調味料を間違えたり、同じ献立ばかりつくります。

A 計画的にものごとを進めたり、手順をスムーズに思い出せません

手順がわからないところは手伝う

味つけが変わった、同じ献立ばかりが続く、といった変化も認知症の症状からくるものです。魚を焼きながらみそ汁をつくるというような、**2つ以上のことを計画的に進めることが困難になります。**また、料理の手順に関する記憶をスムーズに引き出せず調理に時間がかかったり、調味料を間違えたりします。難なくできていたはずのことが上手くできなくなると、メニューを考えるだけで気が滅入り、疲れることから出来合いのおかずばかりを買ってくることもあります。

♥安心ケアの対処法

- できることはなるべく取り上げないようにする。
- 今まで通りにやってもらい、できないところを家族がサポートする。
- 火の消し忘れなどがないよう、家族がそばにいて安全管理をする。

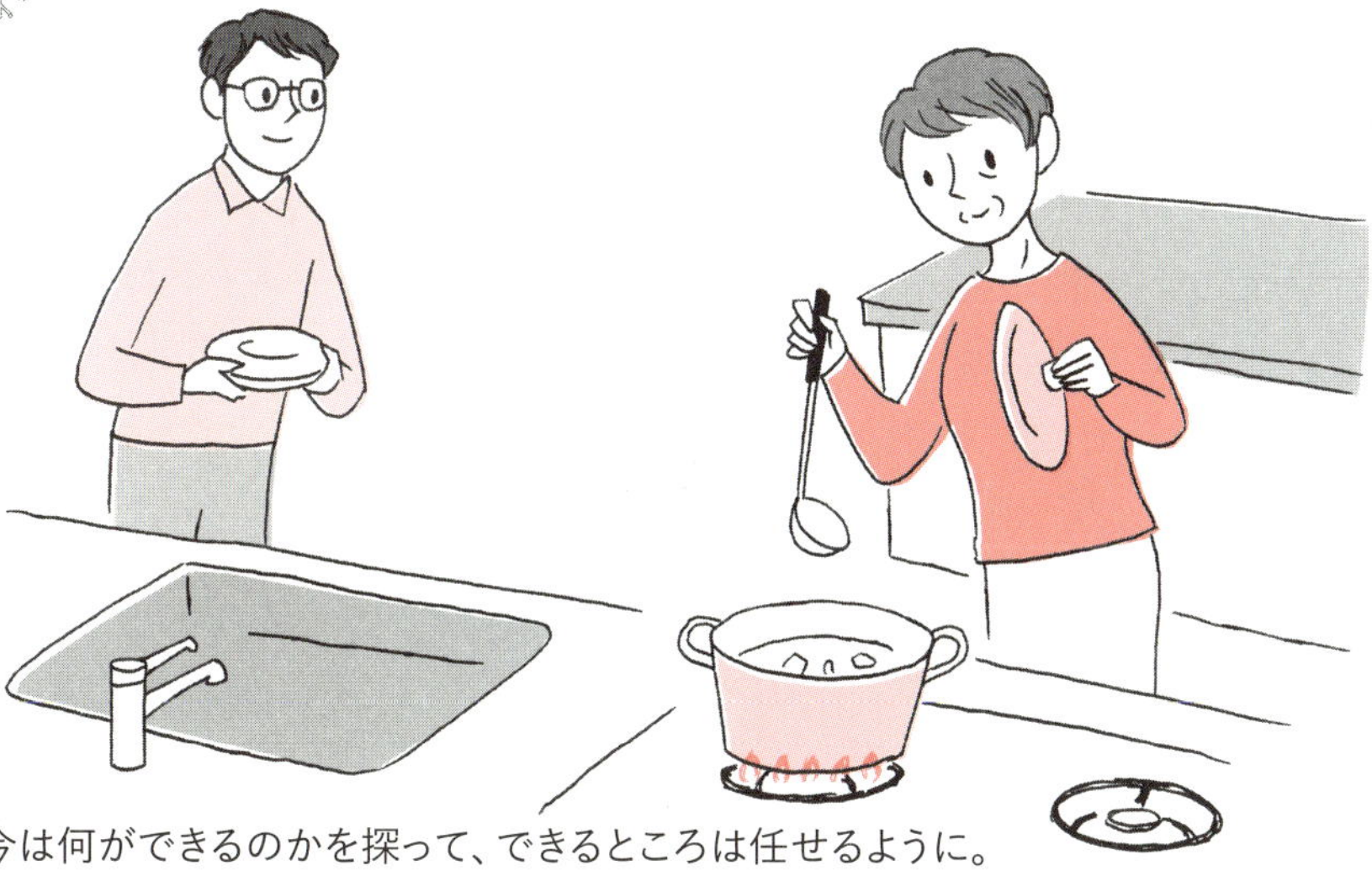

今は何ができるのかを探って、できるところは任せるように。

メニューは一緒に考える、手順がわからなくなっているようなときは一声かけてみるなど、困っているところは手助けしましょう。

家事すべてを取り上げない

こうした症状は家事全般に現れます。掃除の順序がわからなくなってしまい部屋が汚れたままになる、曜日の感覚がなくなってゴミを出せずたまってしまうなど、それまで意識しなくてできていた家事が少しずつ難しくなっていきます。

できなくなったからといって家事をすべて取り上げてしまうと、お母さんは大きなショックを受けてしまいます。まずは一緒に家事をやりながら、お母さんが「今は何ができるのか」をしっかり見極めて、本人の負担にならないような部分を担当してもらいましょう。

Q 電気をよく消し忘れます

父がトイレや洗面所、部屋の電気をよく消し忘れてしまうので、家族で注意しています。

A 注意しても、消し忘れは直りません

当たり前のことができなくなるサイン

認知症の初期では、トイレや洗面所、部屋の電気の消し忘れだけでなく、台所や風呂のガス、蛇口の閉め忘れなどが目立ってきます。これは日常生活の当たり前の手順が、徐々にできなくなり始めているサインです。

トイレに入るとき、電気をつける→ドアを開けて閉める→着脱する→用を足す→水を流す→ドアを開けて閉める→電気を消すと無意識にやっていた段取りすべてをこなすことが難しくなります。「またつけっぱなし！」と言いたくなりますが、注

♥安心ケアの対処法

- ✤日常生活の手順が徐々にできなくなっているサイン。
- ✤相手が責められていると感じるような、しつこい注意はしない。
- ✤電気の消し忘れ程度であれば、気づいた人がさりげなく消す。

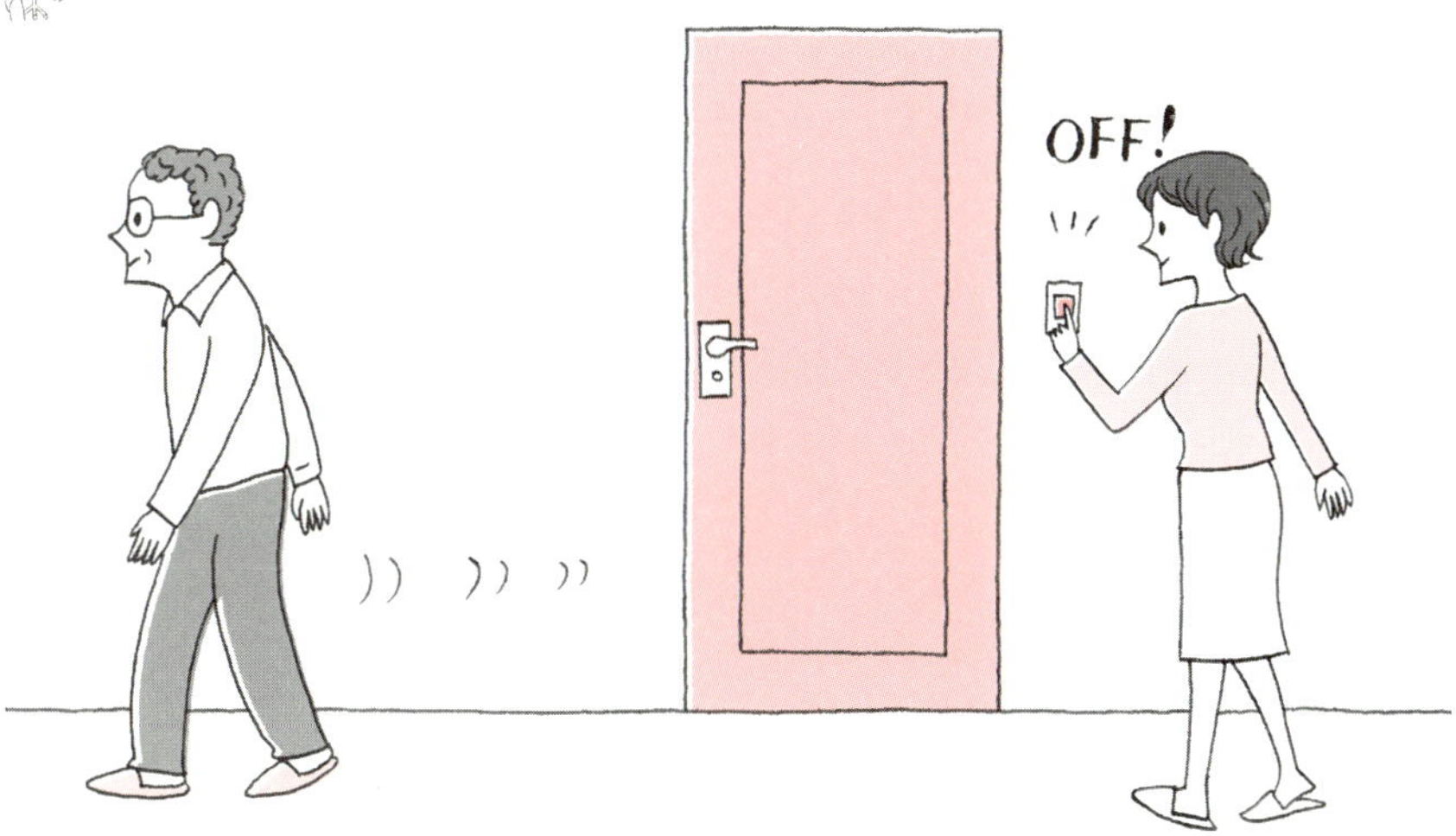

通りがかりの人が気づいたときに消しましょう。

意したからといって段取りを思い出したり、新たに覚えられるわけではありません。

気づいた人が消しておく

注意されても、お父さん自身は「自分が消し忘れるはずがないと」と思っている場合があります。

一方で「失敗することが増えているから、これも自分が忘れたのかもしれない」と感じつつも、それを認めるのが嫌だという気持ちもあります。そうしたお父さんの気持ちに配慮するようにし、「不注意を責められている」と感じさせるような対応は避けましょう。

ガスや火などが危険な場合には注意が必要ですが、**電気の消し忘れ程度なのであれば、気づいた家族がそっと消してあげるくらいの対応をすればよいでしょう。**

Q 薬が正しく飲めません

薬の管理を母に任せていましたが、飲み忘れ、飲みすぎが気になります。

A まわりの人たちで確認し合うようにしましょう。

本人だけに任せない工夫を

飲んだり飲まなかったりが続くと薬の効果が持続せず、症状が悪化してしまう可能性があります。

もの忘れによって**定期的な薬の服用が難しいようであれば、ご家族の管理が必要でしょう。**一人暮らしの場合は、ご家族が毎日1回、薬を飲んだか確認の電話をしたり、服用する薬を1回ごとに入れるポケットのついたカレンダーなどの商品を利用してみましょう。

♥安心ケアの対処法

- 薬をきちんと服用しているか、ご家族が確認するようにする。
- ポケットつきカレンダーなどを利用して、薬の管理をする。
- 薬の飲みやすさ、体調の変化に注意する。

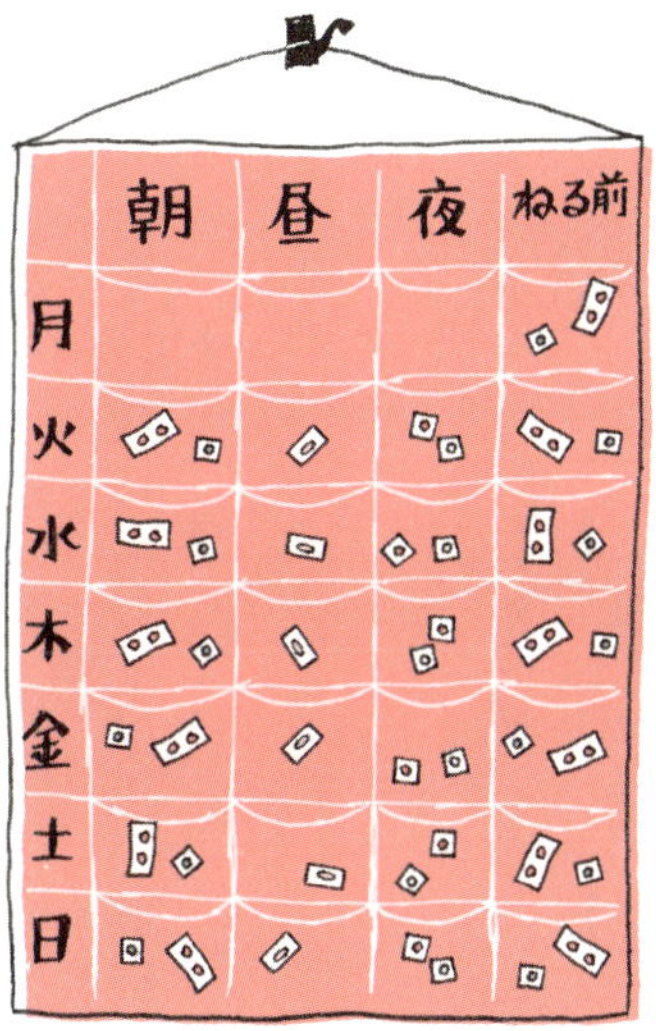

ポケットつきカレンダーには、服用するタイミングに合わせて必要な薬を入れておきます。

また、デイケアや訪問介護を利用しているのであれば、そのときに飲ませてもらうようにしておく方法もあります。

体調の変化から飲まなくなることも

高齢になると口やのどの筋力が低下し、錠剤が飲み込みにくくなるので、「嫌だな、飲みたくないな」と思っているうちに、飲み忘れてしまうということがあります。そのときは、形状の違う飲み込みやすい薬がないか医師に相談してみましょう。

また、服用による不調を感じて薬を飲まない場合もあります。とくにこれまで飲んだことのない薬を飲むときなどは服用後の様子を見ながら、どこか気になるところがないか、お母さんに尋ねるようにしましょう。副作用がある場合はすぐに医師に相談してください。

Q 車の運転をやめません

75歳になる父は車の運転に自信があるようですが、見ていて心配なのでやめさせたいです。

A 運転をやめてほしい意思を伝え、車の管理を徹底する

法改正で高齢者運転の事故対策を強化

移動手段として車がないと不便な地域に住む人や、運転を生きがいに感じている高齢者に運転をやめられない人が多くいます。しかし、高齢者の交通事故が年々増加し、**75歳以上の運転者の約4割近くに認知機能の衰えが疑われた**という警察庁による報告もあります。高齢者の事故対策として2017年の3月から道路交通法が改正され、75歳以上の高齢運転者に対する免許制度が変わりました。

この法改正により、運転免許の更新時と交通違反行為があった場合に認知機能検

♥安心ケアの対処法

- 免許更新時などに認知機能検査で現状の認知機能を確認する。
- 家族の心配をはっきり伝え、説得する。
- 車の管理を徹底し、運転できない環境も検討する。

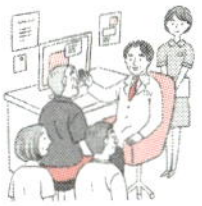

東京都の高齢運転者※の事故発生数の推移

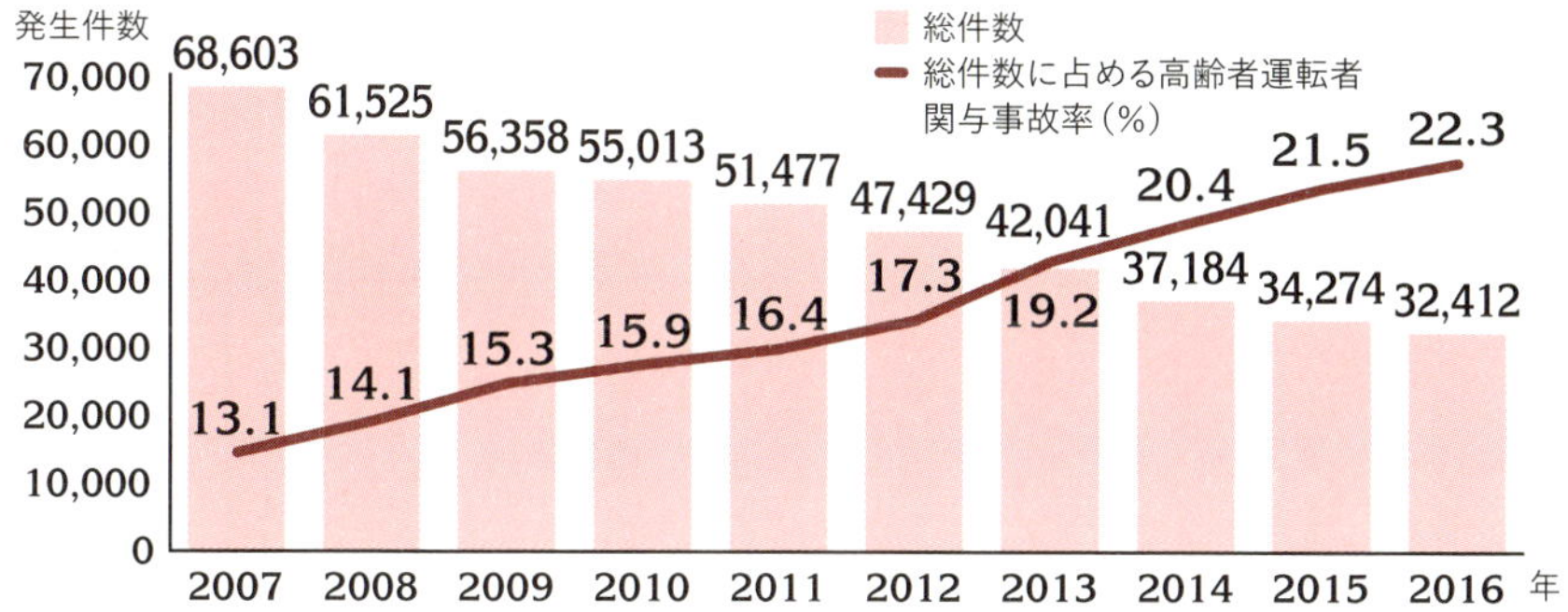

警視庁交通総務課統計（2016年）　※東京都で原付以上（特殊車を含む）を運転する65歳以上を指す

査の受講が義務化し、検査結果によって実車指導や医師による認知症診断が行われます。お父さんの運転免許証の更新が近ければ、更新時に現状の認知機能の状態を判断できます。その結果を見て、お父さんと今後の運転について相談しましょう。

すでに認知症の方の場合は、本人もしくは、家族が最寄りの警察所へ診断書を提出すれば、運転免許の取り消し、または、停止処分の対象となります。

やめてほしい意思をはっきり伝える

お父さんには、**「事故を起こしたら大変なので、運転をやめてください」と心配していることをはっきり伝えましょう。**場合によっては、かかりつけ医や知り合いに警察の方がいればアドバイスをもらったり、車の鍵の管理や、車を処分するなど、運転できない環境をつくることも検討しましょう。

Q 何度も同じことを聞きます

姉に何度も同じことを聞かれたり、話を繰り返されて、イライラしてしまいます。

A 困っていることがないか考えてみましょう

さりげなく話題を変えてみる

ほんの少し前の出来事でも覚えていないので、同じ話を何度もしたり、質問を繰り返したりしていることにお姉さん自身気づいていません。そうした言動にイライラして「さっきも言ったでしょ！」と当たってしまうと、お姉さんは状況がつかめず不安になってしまいます。

とくに、何度も質問を繰り返してしまうというのは、**心配なことや気がかりなことがあるからかもしれません。**「困っていることは何だろう？」と考えながら、で

♥安心ケアの対処法

- 毎回初めて聞くように応える。心配なことや気がかりなことがないか、様子を観察する。
- ほかの興味のある話題にさりげなく変えてみる。
- 介護から離れリフレッシュする。

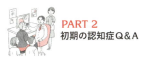

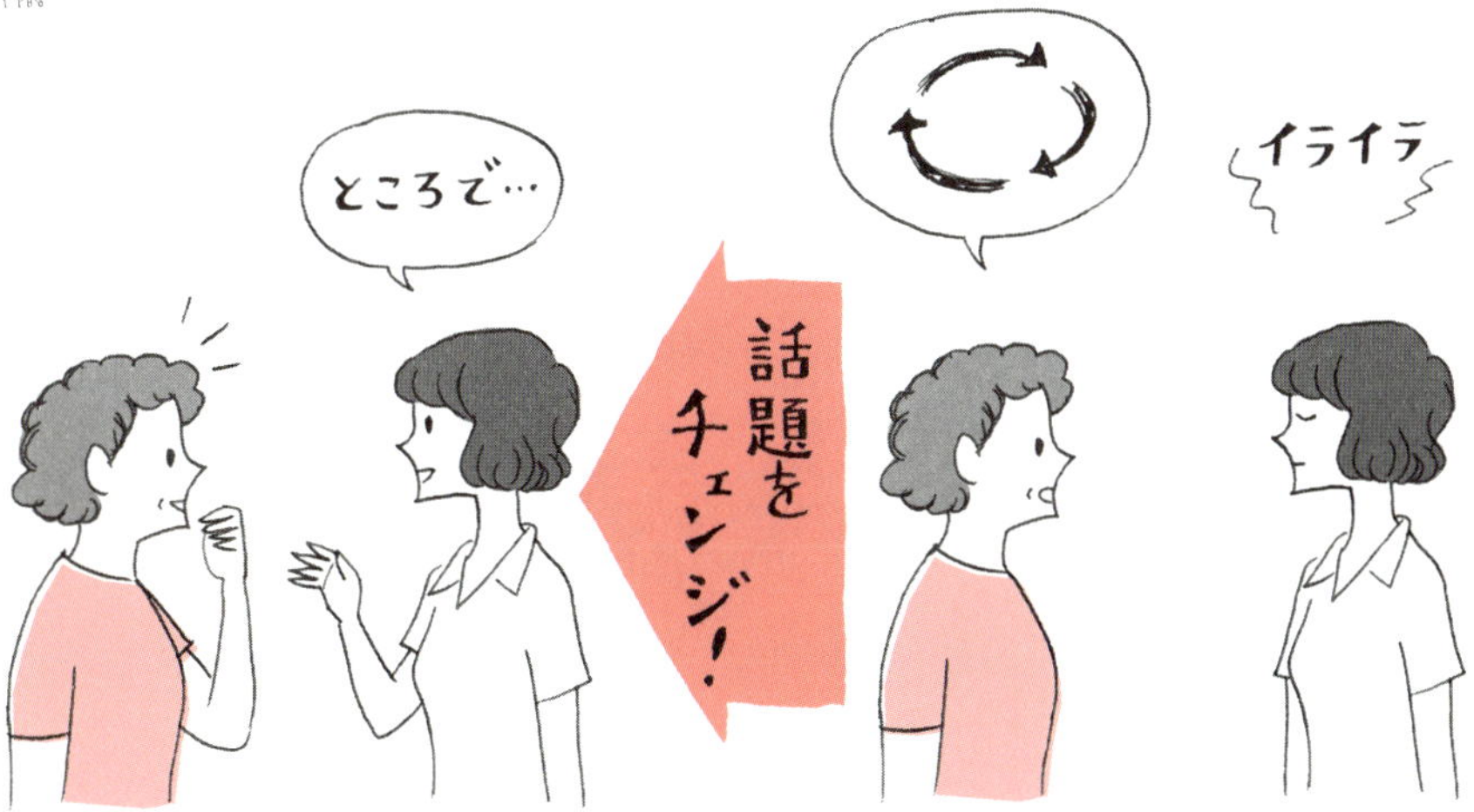

好きなこと関心のあることなど、楽しい話題に切り替えてみましょう。

きれば毎回初めて聞いたように応えてあげてください。お姉さんも安心して受け答えができ、不安も次第におさまってきます。また、ほかの興味のある話題にさりげなく変えてみるという方法もあります。

介護から離れて自由な時間をもつ

とはいえ、毎回同じ質問に同じ返事をすることは大変なことです。とくに精神的に余裕がないときは、イライラしてしまって当然のことです。

介護するあなたがイライラしていると感じることが続くようなときは、デイサービスなどを使って、**短時間でもお姉さんと一緒にいる時間を減らしてみましょう。**

あなただけの自由な時間が少しでもできれば、新たな気持ちで、再びお姉さんに優しく向き合えるはずです。

Q 財布の中が小銭ばかりです

父の財布を見たところ、小銭がぎっしりで、どんどん増えていっているようです。

A 簡単な計算でもできなくなっています

中核症状のひとつであることを理解する

買い物をする際、私たちは何気なくお札と小銭を組み合わせて支払いをしています。しかし、お父さんは、簡単な足し算や引き算ができなくなってきていて、こうしたときに小銭をいくら出せばいいかわからなくなってしまっています。計算ができなくなってしまい面倒なので、少額の買い物でも支払いについお札を出してしまうのです。その結果、財布の中に小銭ばかりがたまってしまっているのでしょう。

これは、認知症に見られる中核症状のひとつですが、普段からよく数字を扱って

♥安心ケアの対処法

- 簡単な足し算や引き算ができなくなっていることを理解する。
- 大人用の計算ドリルなどをやらせたりしない。
- 小銭がたまったら、さりげなくお札と交換する。

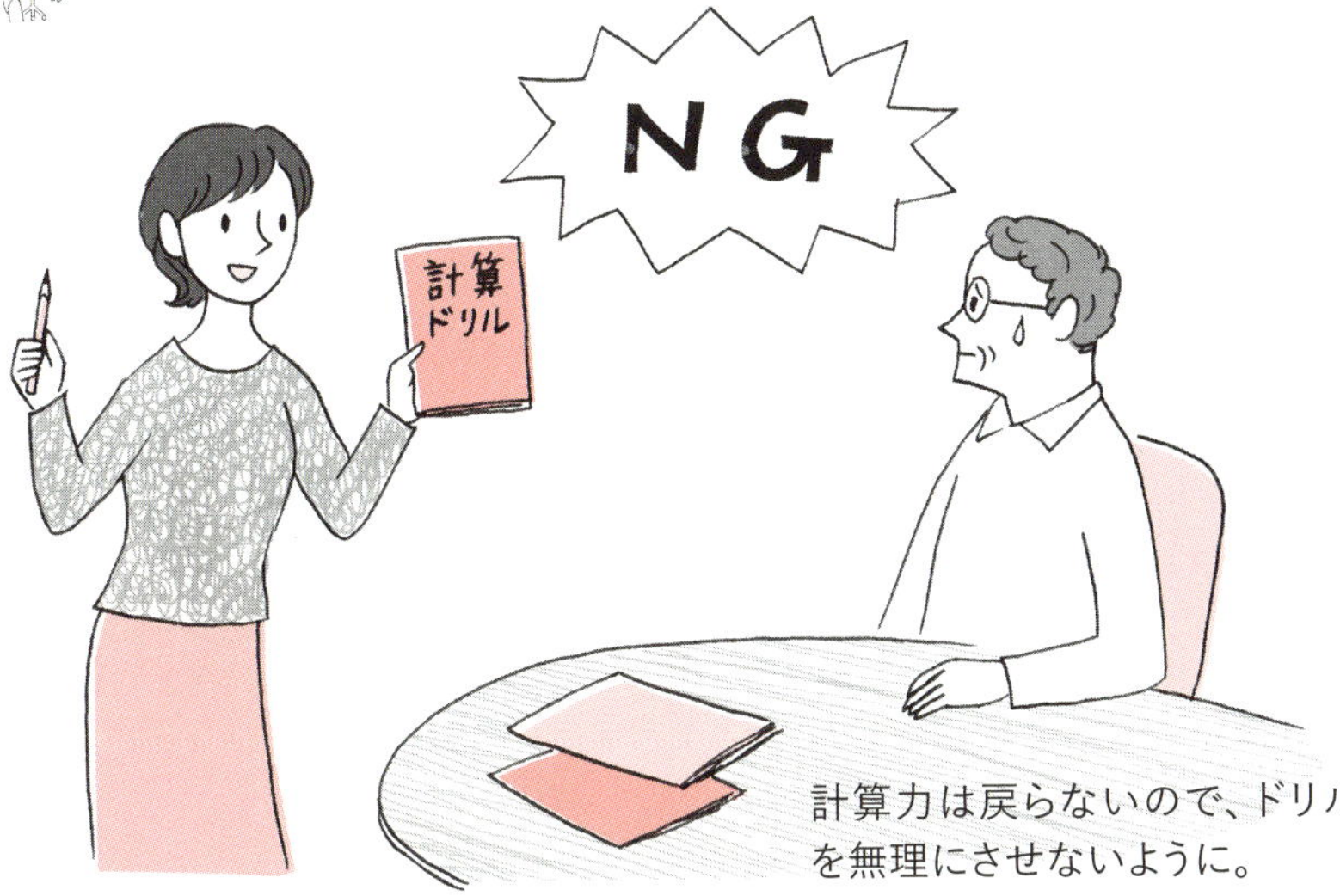

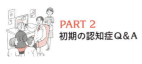

計算力は戻らないので、ドリルなどを無理にさせないように。

いる人は、比較的最後まで計算能力が残される場合もあります。

小銭がたまったらお札と交換を

「今までできていたのだから思い出すはず」と、計算力を取り戻すために大人用の計算ドリルをやらせるご家族もいますが、かえってお父さんの自信を失わせることになりかねません。お父さんのプライドが傷つくことにもなりますので、やめたほうがよいでしょう。

また、計算力が低下しているお父さんに、なるべく小銭を使うようにと促しても難しいことです。そういうときは、定期的に**「小銭がほしいので両替していただけませんか」などと言って、たまった小銭をさりげなく、お札と交換してあげる方法がよいでしょう。**

Q よく眠れないようです

母が夜になってもよく眠れないようで起き出すため、家族も睡眠不足が続いています。

♥安心ケアの対処法

✤起床、就寝、食事の時間を規則正しくして、生活のリズムをつくる。
✤散歩をする、できる家事をするなどして、日中の活動量を増やす。
✤眠れないときは、話し相手になるなどして落ち着かせる。

A 生活リズムを整えて、適度に運動量を増やしましょう

日中の活動量を増やす

お母さんは生活のリズムが乱れて昼夜逆転になりがちです。認知症の初期では意欲の低下により体を動かすことがおっくうになり、また、人に病気を知られたくないなどの気持ちが生まれると、外出を嫌がることもあります。一日中家にいるとテレビの前で過ごして何もしないことが多くなり、うたた寝をする時間も増えて夜に眠くならないという悪循環が起きてしまうのです。

まずは起床、就寝、食事の時間を毎日同じにして、生活のリズムをつくりましょう。

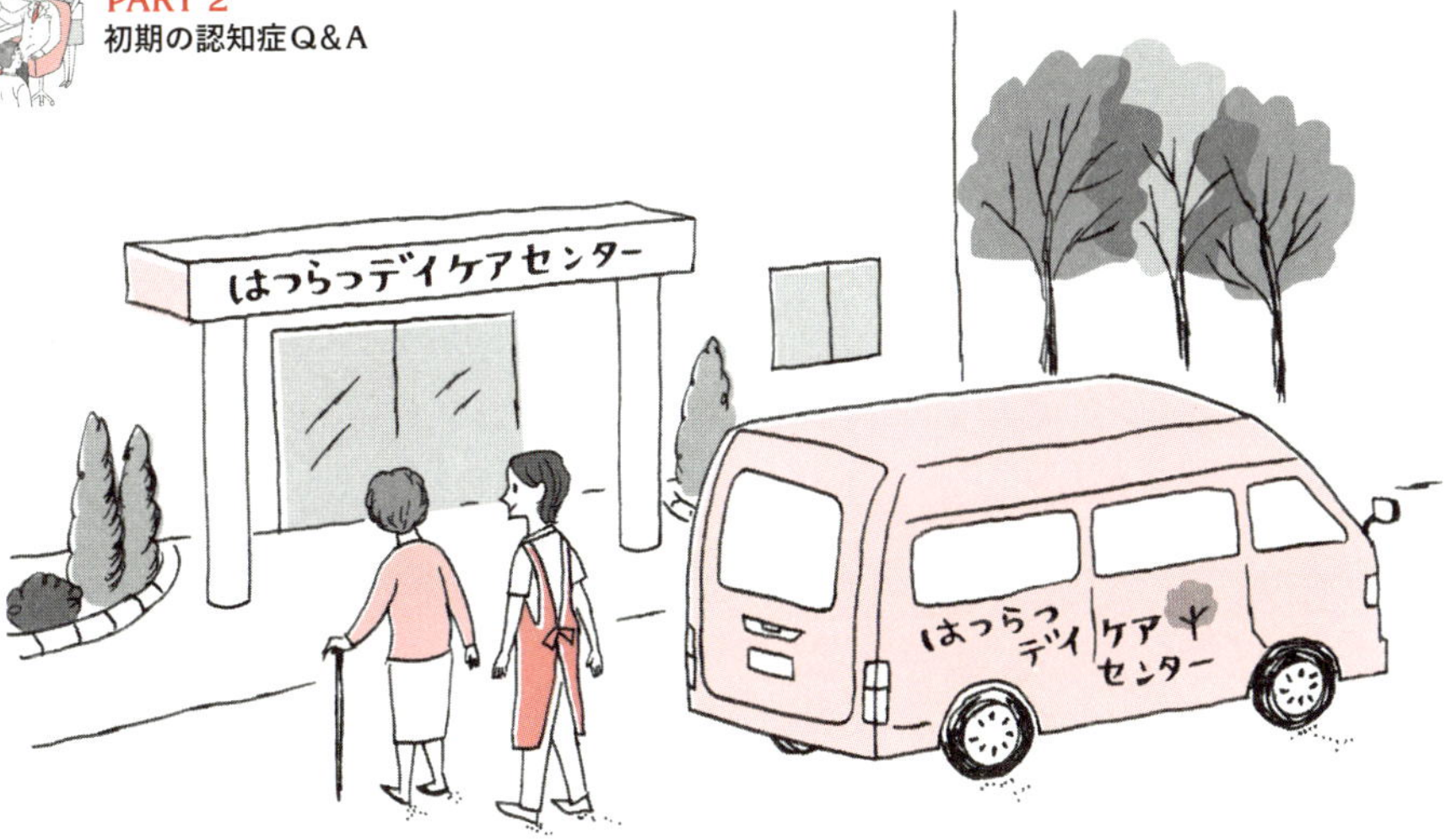

デイサービスで定期的に外出する機会をつくる、一緒に散歩をする、
庭の掃除などできる家事をするなど、体を動かす機会をつくりましょう。

そのうえで、**無理のない範囲で日中の活動量を増やして、体を適度に疲れさせる**と、自然と夜に眠くなります。さらに、寝る前に入浴や半身浴をして体温を上昇させると、寝入りもよくなります。

気持ちを落ち着かせる

症状が進むと、夜中に起きてしまったときに部屋や廊下を歩きまわったり、声をあげたりすることがあります。これは目覚めたときに、「何時なのか」「ここがどこなのか」といった感覚がすぐにわからず混乱して、不安になるためです。

騒ぐからといって鍵をかけて部屋に閉じ込めても何も解決しません。温かい飲み物を少し飲みながら話し相手になるだけで、本人は落ち着き、安心して眠れることも多いようです。飲み物はカフェインの少ないお茶や白湯などを出しましょう。

Q 進行を遅らせる方法は？

義姉が認知症になりましたが、今から進行を遅らせるにはどうしたらよいでしょうか。

A 適切な治療と介護、環境の整備で可能です

まわりの人たちの力も借りる

認知症の治療薬はまだ開発途中で、根本的な治療がないのが現状ですが、**進行を遅らせてなるべく今の状態を保つことは可能です。**それには医師の治療だけでなく、生活環境の整備やご家族をはじめとする介護者の対応といった、４つの柱が必要です。

医師や地域の関係者などまわりの人たちの力を借りることに躊躇《ちゅうちょ》せず、お義姉さんの介護に取り組みましょう。

♥安心ケアの対処法

- ✤医師の処方する薬物療法を継続的に行う。
- ✤正常な脳のはたらきを維持させる積極的なリハビリテーションを。
- ✤介護者が適切なケアを行えるよう、介護環境を整備する。

認知症と向き合う4つの柱

認知症の人を支えるための4つの柱は、患者さんとご家族だけでなく医師や地域の関係者との連携が必要です。

薬物療法

医師は[*1]中核症状や、それに伴う[*2]行動心理症状（BPSD）に合わせて治療薬を処方します。処方された薬を正しく服用しましょう。

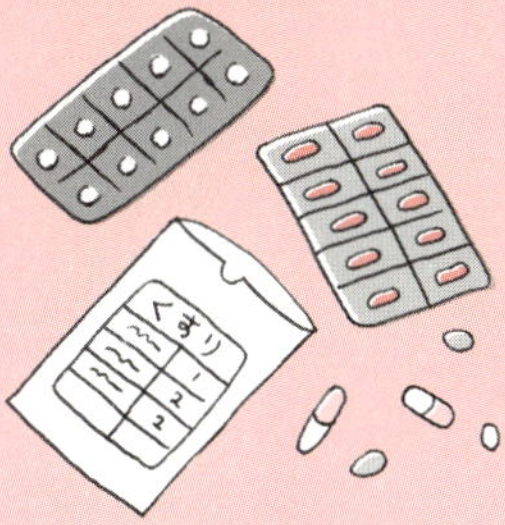

リハビリテーション

正常な脳のはたらきを維持するために行います。デイサービスなどで受けられますが、普段から好きなこと、楽しいことに取り組むことも大切です。

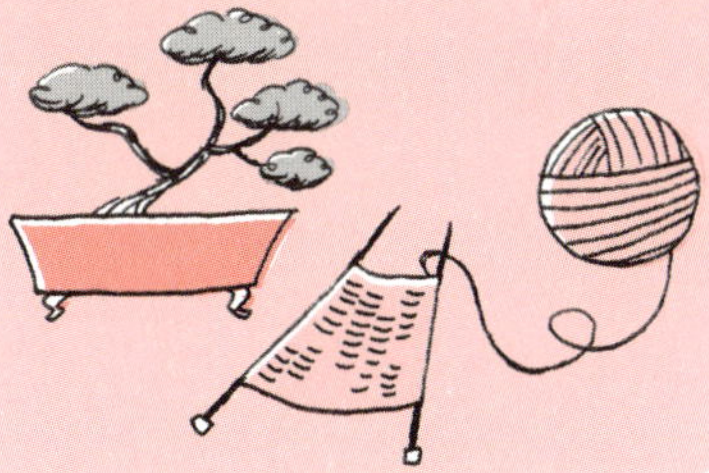

適切な対応

家族や介護者が認知症の症状の特徴を十分に理解し、適切な対応を行うことで、[*2]行動心理症状（BPSD）を軽減させ、[*1]中核症状の進行も抑えることができます。

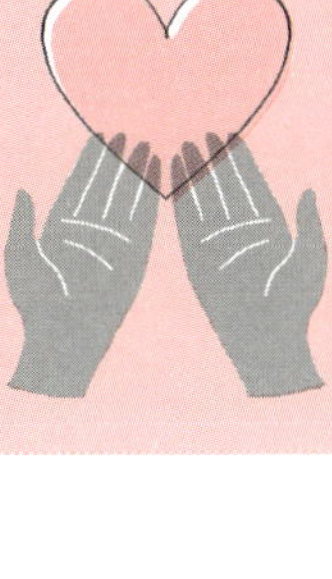

環境の整備

患者さんが能力に応じた家庭での役割を担いながら、安心して生活できる環境を整えます。公共の支援も積極的に利用し、介護するご家族の負担を減らすことも大切です。

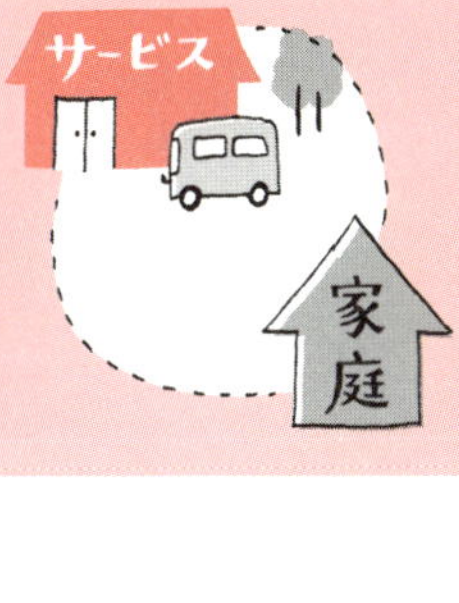

＊1「中核症状」➡p.30　＊2「行動心理症状（BPSD）」➡p.31

Q いつまで1人で暮らせますか？

姉が認知症と診断されましたが、いつまで1人で暮らしていけるでしょうか。

A 中期に入る前に、暮らしの環境整備を検討しましょう

これからの介護を検討する

認知症は初期、中期、後期の3つの段階を目安に、15～20年かけてゆっくりと進行しますが、中期に入るとさまざまな中核症状[*1]が初期に比べ比較的早く進行します。初期の段階では一人暮らしをしていても不自由なことが少なく、家事援助などの介護サービスを受ければ自立が可能です。しかし、中期に入ると家事や身の回りのことの手順がわからなくなって生活に支障をきたし、少しずつ介助が必要になってきます。

♥安心ケアの対処法

- 初期段階であれば、介護サービスを受けて、自立した生活が可能。
- 中期に入ると生活に支障をきたす場面が増えてくる。
- 病状が中期段階に入る前に、介護環境について考え、対策を立てる。

＊1「中核症状」➡p.30

認知症の進行と生活レベル

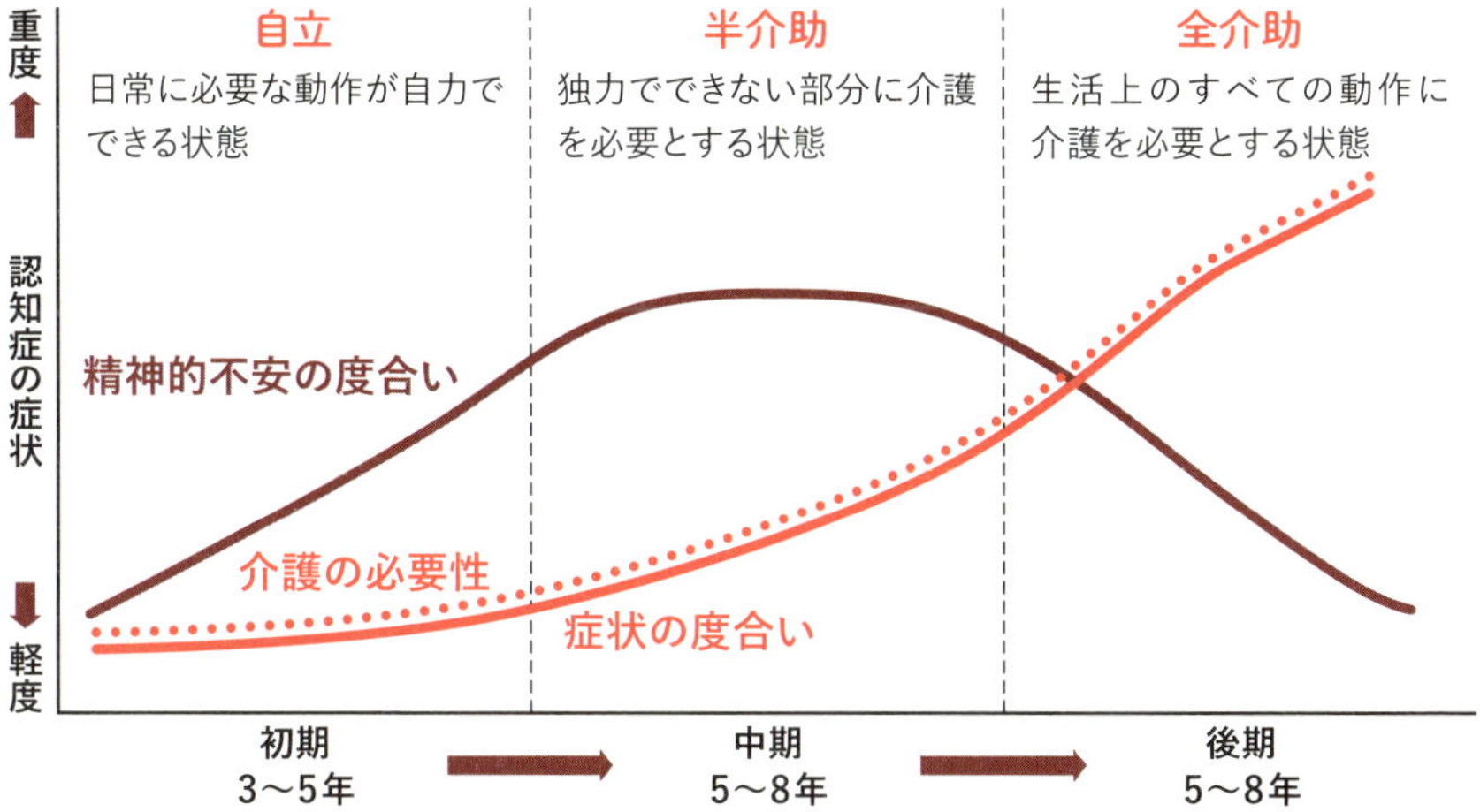

病状が進行してから慌てて一緒に暮らすために引っ越しをしたり、施設への入所を検討するのでは、介護の対応が間に合わない場合もあります。**お姉さんの希望も考慮しながら、初期段階のうちに今後の介護の環境について考えておきましょう。**

人生設計のきっかけにする

また、中期へと進むと、財産の管理なども難しくなっていきます。成年後見制度[*2]を利用することなども考えておくことが必要です。認知症が今後どのように進行していくのかを学びながら、早めの対応を検討していきましょう。

認知症と診断されたことでこれからの人生を話し合うきっかけにしましょう。

＊2「成年後見制度」➡p.182

認知症カフェ

認知症を通して誰でも参加できる交流の場

認知症の人とそのご家族が安心して人や社会とつながれる場所として「認知症カフェ」が期待され、全国でその数が増えています。

誰でも認知症であることを知られたくないと思いやすく、家にこもりがちです。とくに、症状が軽度の頃は受けられる介護サービスが少ないこと、さらに若年性認知症であれば高齢者の多いデイサービスには馴染みにくいこともあり、社会との接点が少なくなってしまいます。しかし、病状の進行をゆるやかにするためには、外出や会話の機会を増やし、社会との関わりをもつことが重要です。一方、ご家族も日々の介護に不安や戸惑いを覚えながらも、なかなか周囲に相談できずにいます。

認知症カフェは、そのような本人やご家族はもちろん、近所の人、医療従事者やケアマネージャーなど誰もが気軽に訪れることができ、お茶を飲みながら自由に過ごすことができる場所です。

NPO法人や福祉法人、市民団体などが運営しているところが多く、開催の日数や場所もさまざまです。お住まいの地域の「認知症カフェ」の情報は、地域包括支援センターに尋ねてみましょう。

PART3

中期の認知症Q&A

日常生活で不安なことが出てきますが、
気になる症状の理解に努めましょう。
中期にありがちな問題を解決します。

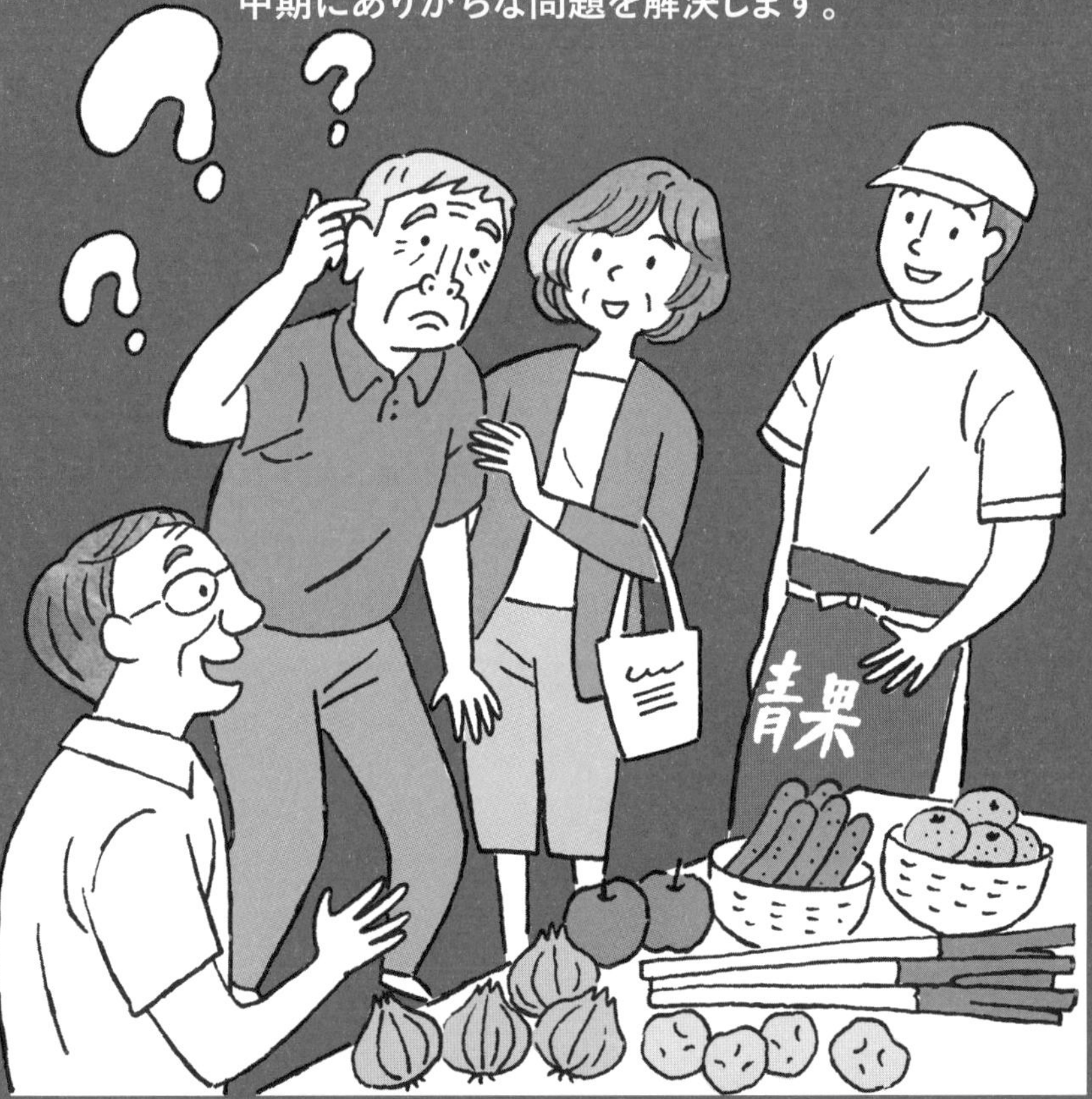

ご家族の支えも大切ですが、中期になると地域との連携が重要です。

認知症の中期症状の特徴

- 中期は5～8年ぐらいで、初期に比べて比較的早く症状が進行する。
- 日常生活の一部に介助を必要とする。
- 介護する家族への配慮を心がける。

日常生活のできないことが増えていく

認知症の中期に入ると、現在に近い過去の記憶も失われていきます。年月の経過が混乱するようになり、何年も前の出来事を昨日のことのように話すこともあります。「時間・場所・人物」といった状況を把握する見当識[*1]の障害が進み、初期では時間や曜日がわからなくなる程度だったものが、徐々に場所の認識が失われていき、慣れた道で迷うようになったり、自宅内でトイレの場所がわからなくなることがあります。

電化製品や道具をうまく使えなくなるなどの実行機能障害[*2]という症状も現れます。

＊1「見当識障害」➡p.30　＊2「実行機能障害」➡p.30

時間・場所・人物が把握できなくなる

1 時間がわからなくなる
＊日付や曜日がわからなくなる。
＊季節がわからなくなる。

→

2 場所が次第にわからなくなる
＊家の中でトイレの場所を忘れる。
＊自分の家にいるのに「家に帰る」と言う。

→

3 人物をまちがえるようになる
＊家族を正しく認識できなくなる。
＊話しの途中で相手が誰なのかわからなくなる。

また、食事、着替え、入浴、排泄、移動などの**生活上当たり前にできていた基本的なことでもうまくできなくなることが少しずつ増えていく状態で、部分的に介助が必要となってくるでしょう。**

生活に支障があるといっても、患者さんによってそれぞれの生活環境が違うため、その程度は人によって違いがあります。働いている人の場合は、それまでできていた日常の業務がうまくこなせなくなってくることで早く見つかります。

一方、毎日を家で過ごし、家事もしていない人の場合は、支障が出始めても、初期の症状に気づかないまま症状が進行して、気がついたら中期段階に入ってしまっているケースが少なからずあります。

認知症の症状を刺激する感情

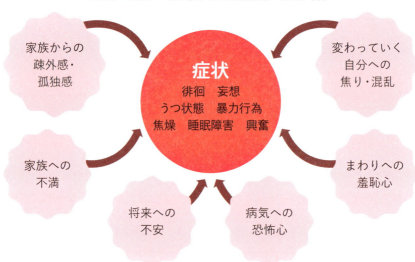

できないことを責めない、練習させない

日常生活のさまざまなことが1人でできなくなってしまったからといって、練習したり、訓練したりしても再びできるようにはなりません。その日の体調によっても、できることとできないことが変わることもあります。

できなくなってしまったことへの**不安や混乱から、患者さん自身が自信を無くし、徘徊や妄想、乱暴な言動などの行動心理症状（BPSD）**[*1]**が強く出ることがあります。**普段から日常の様子をよく観察し、本人のプライドを傷つけないよう

＊1「行動心理症状（BPSD）」➡p.31

にしながら、どんなことに介助を必要としているのかを見極め、対応をする必要があります。

家族の介護負担を見直す

認知症の症状の進行具合によってできなくなることが増えていくのは確かですが、まだ運動機能は低下しませんし、感情ももち合わせています。心配ばかりが先行しがちですが、いろいろなことをご家族と一緒に楽しむことができますし、心穏やかに過ごすことも可能です。

「認知症だから」と決めつけずに、ご家族の中で孤立せずに暮らしやすくなる方法をよく考えながら、介護に取り組んでほしいものです。

病状の進行によって介護するご家族の生活にも影響が出てきますが、周囲の人が認知症をどのように理解して対応していくかによって、介護負担は大きく変わっていきます。また、介護するご家族に負担がかかりすぎないように**介護保険を使ってヘルパー制度やデイサービスを利用し、地域の助けを求められるように**準備を進めておくことも大切です。

Q 何度も食事を要求します

食事をすませたばかりなのに、夫が「まだ食べていない」と何度も言って困ります。

A 満腹感を得られる工夫をしましょう

食事を要求する理由を探る

何度も食事をほしがるときは、**「いま、つくっていますよ」「○時にみんな揃ったら食事にしましょう」と声をかけて予定を伝えると安心します。**

「食事したこと」を忘れている場合は、「さっき食べたばかりです」と言っても納得しません。事実を否定すれば、「食べていない」と意固地になり、「食事をさせないなんて、ひどい人だ」と怒ってしまい、さらに難しい状況になってしまいます。

食事以外にとくにすることがなくぼんやり過ごしていると、食事のことばかりが

♥安心ケアの対処法

- 次の食事がいつなのか見通しを伝えるようにする。
- 食器を小さめにしておかわりで満足感が得られるようにする。
- 3回の食事を小分けにして、食事の回数を増やす。

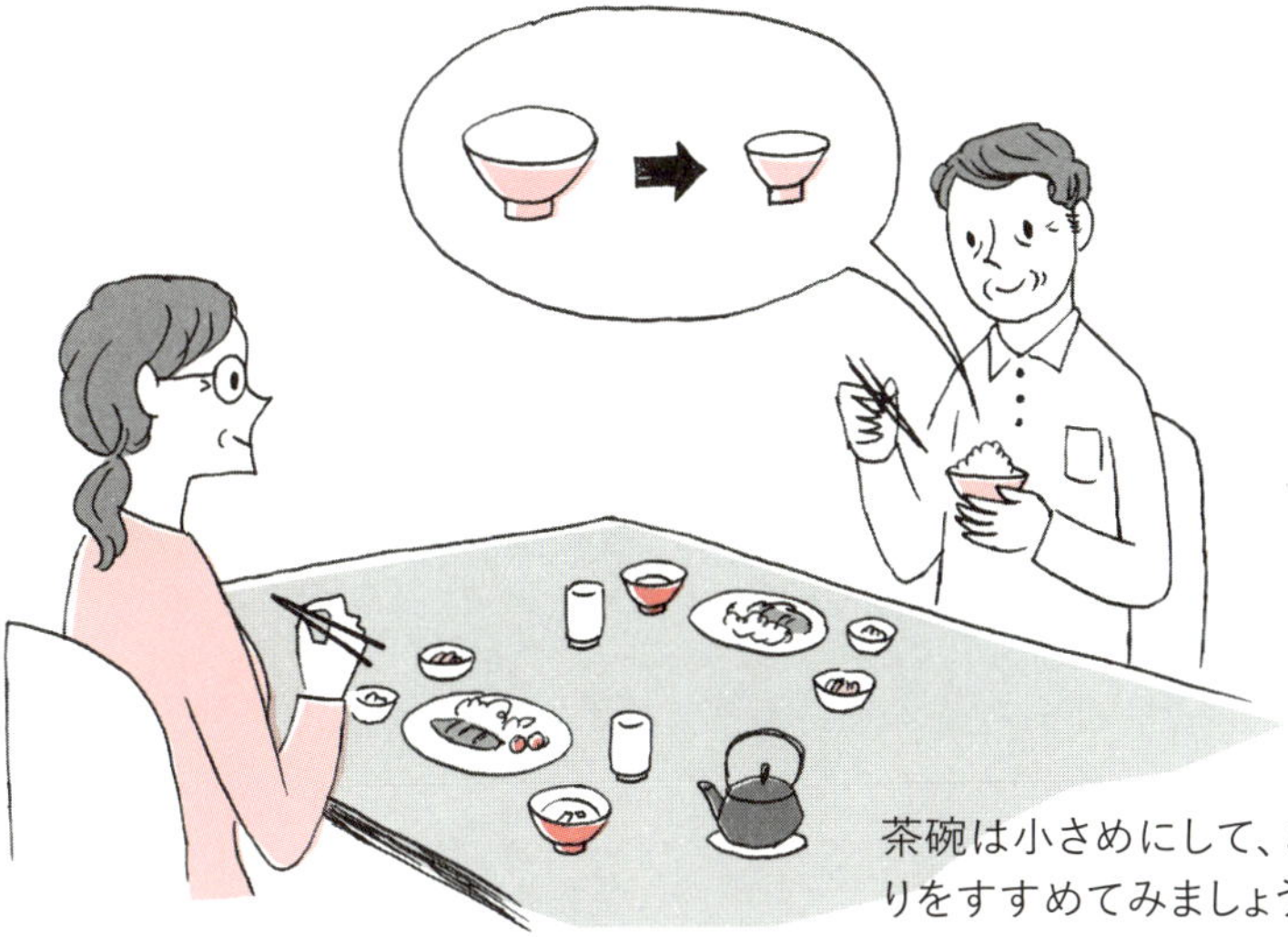

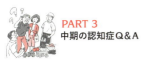

茶碗は小さめにして、おかわりをすすめてみましょう。

気になります。一緒に台所の片づけをする、掃除や洗濯を手伝ってもらう、買い物や散歩に出かけるなどして、ほかのことに関心を向けさせるのもよいでしょう。

食事の回数を増やす

認知症によって満腹中枢のはたらきが悪くなり、お腹がいっぱいなったことを認識できずに、食欲をコントロールできなくなっている可能性もあります。

本人が使う茶碗やお皿を小さめな物にしておかわりをすすめるようにすると、満足感を得られることもあります。

何か食べなくては気がすまない様子のときは、カロリーの低いおやつを少しずつ出して気を紛らわせる、3回の食事を4~6回に分けるなどの工夫をしてみましょう。

Q 毎日の入浴を嫌がります

父が入浴するのを嫌がるようになり、不衛生で困っています。

A 入浴方法がわからなくなりとまどっているのかも

本人の様子を見ながら、入浴したくなる工夫を

嫌がる理由を考えてみましょう。入浴の手順や方法がわからなくなって、面倒に思っているのかもしれません。「お風呂に入って」としつこく言われることでさらにおっくうに感じていることも考えられます。

無理に毎日入浴させるよりも、顔や体を温かいタオルで拭いたり、ドライシャンプーを使うなどで最低限の衛生状態を保ちつつ、本人の様子を見ながら対応しましょう。とくに体力が落ちてしまった高齢者の場合は、毎日の入浴は疲労を感じる

♥安心ケアの対処法

- 入浴の手順や方法がわからなくなっていないか様子を見る。
- 足湯などで入浴への意欲がわくように誘導する。
- 介護サービス、デイサービスを利用してみる。

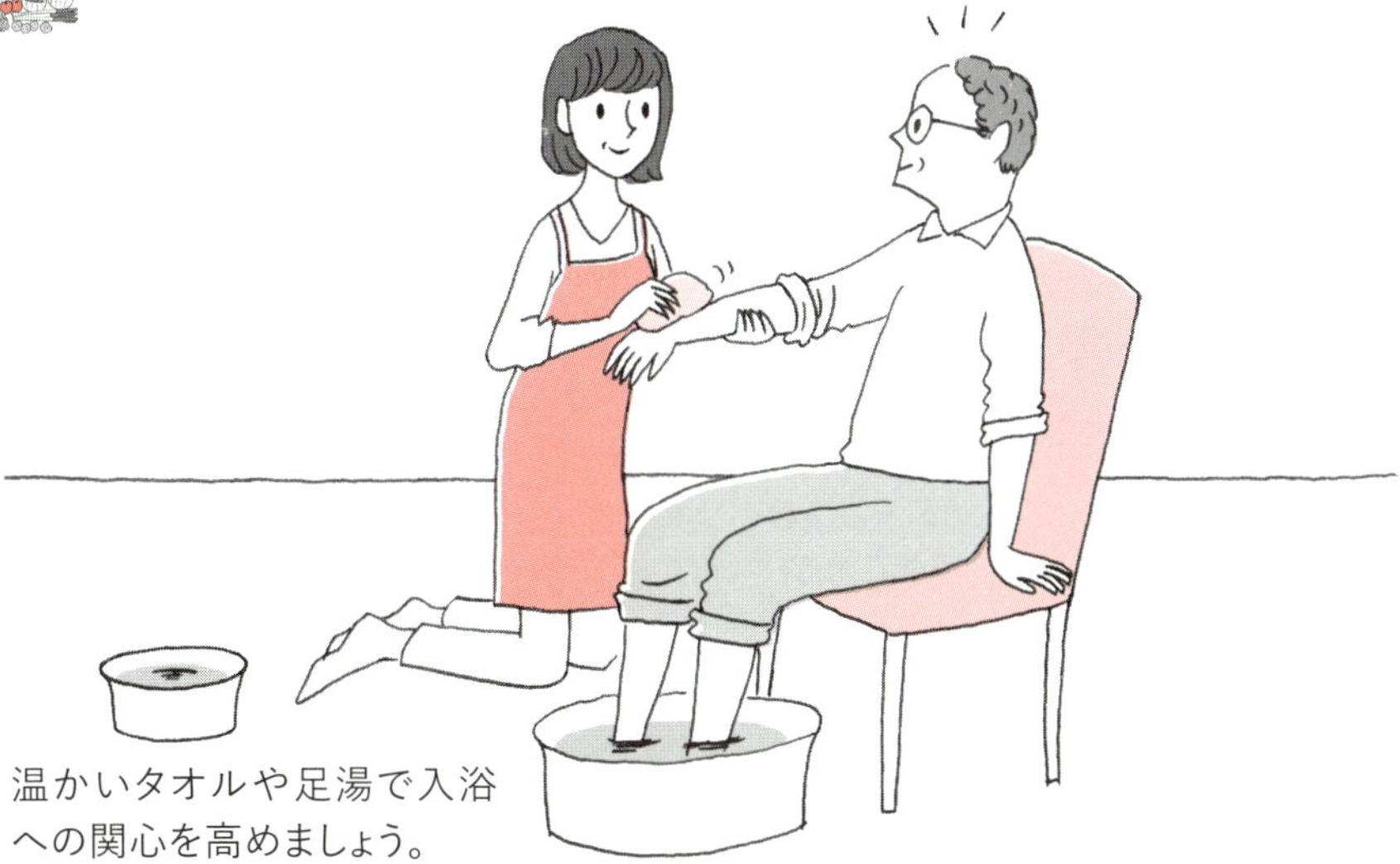

温かいタオルや足湯で入浴への関心を高めましょう。

原因にもなりますので、入浴は1日おきぐらいでも十分です。

日中に入浴する、たまには銭湯や温泉に家族で出かけるのも気分が変わり、入浴への関心が生まれるきっかけになるかもしれません。また、**足湯などでさっぱりとした気分になってもらうなど、入浴したくなる工夫**をしましょう。

介助者を代えてみる

介護がないと入浴できない場合には、家族に服を抜がされ、裸を見られるのが恥ずかしいと感じていることもあります。

介護ヘルパーのサポートであれば、あまり抵抗なく入れることもあるので、介護認定を受けていれば介護サービスを利用することも検討してみるのもよいでしょう。

Q トイレの水を流しません

夫が用を足した後も水を流さないまま、トイレから出てきてしまいます。

A 用を足した後の段取りがわからなくなっています

気づいた人が流しましょう

流すことを忘れる、流し方がわからない、水洗レバーを見つけられないなど、排泄後にトイレの水を流さない理由はいろいろ考えられます。

さらに排泄後に流さないと通常は臭いが気になるものですが、認知症が進むと嗅覚が衰え、臭いに無関心になることも要因です。

無理に習慣を思い出させようとせずに、**トイレから出たことがわかれば声をかけて一緒に流したり、あえて言わずに気づいた人が水を流してあげるようにしておき**

♥安心ケアの対処法

✤無理に習慣を思い出させることはしない。
✤声をかける、気づいたら流すなど、ご家族でサポートする。
✤トイレの鍵は外からでも開けられる物にする。

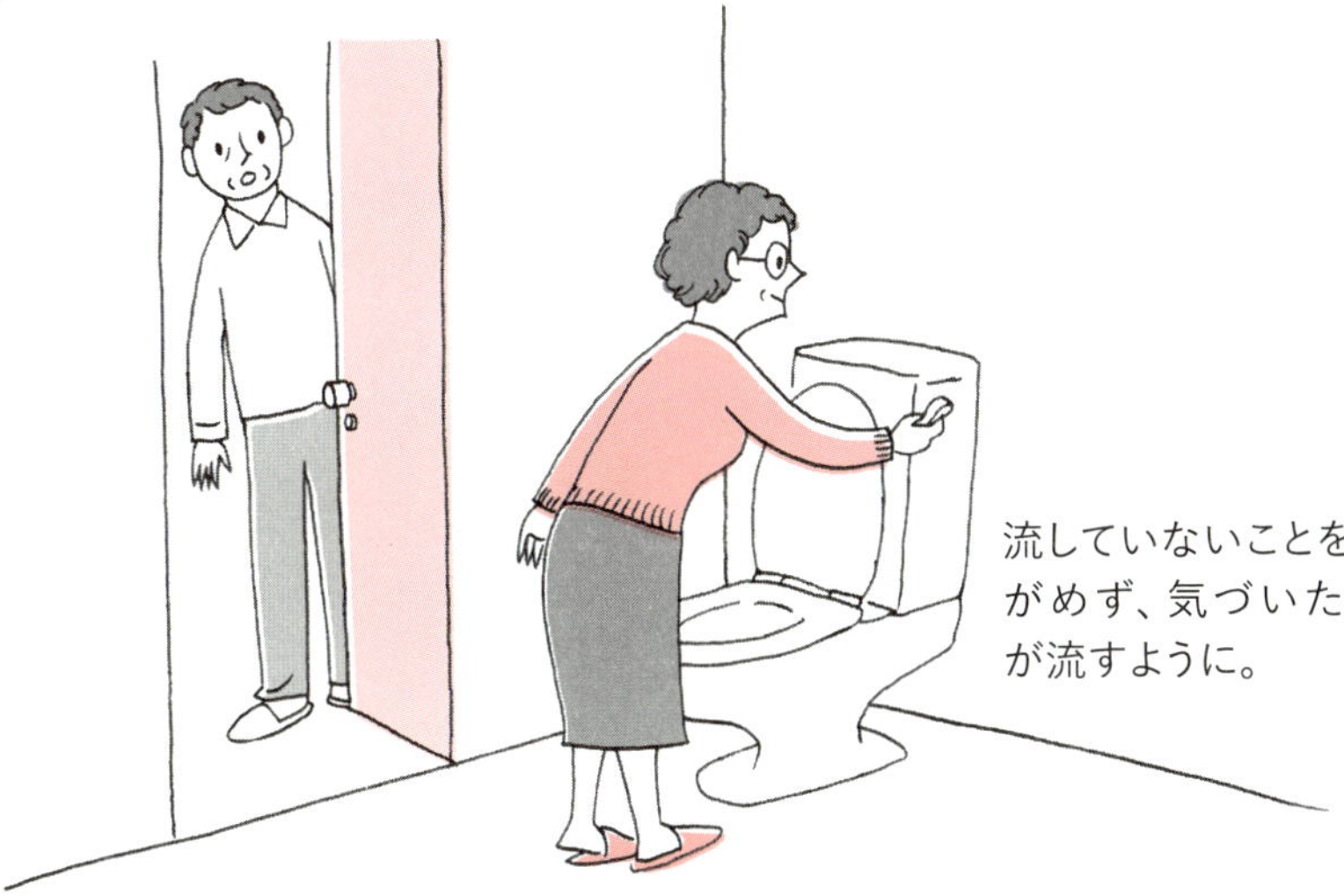

流していないことをとがめず、気づいた人が流すように。

ましょう。

鍵が開けられず、閉じ込められてしまうことも

トイレのドアを閉めずに用を足すという場合もあります。ドアを閉める行為そのものを忘れている場合だけでなく、閉めたつもりでも閉まっていなかったり、介護する人の姿が見えないと不安になるためにわざと閉めないこともあります。

こうしたときは、ドアが開いていることを指摘する、気がついたらドアを閉めるというのではなく、本人の様子を見ながら状況に応じて対応するようにしましょう。

また、鍵の開け方がわからなくなってしまい、中に閉じ込められてしまうことがあるので、中からドアの鍵をかけると外からは開けられないような鍵は使用しないようにしましょう。

Q 夏にセーターで厚着します

一人暮らしの父を訪ねたところ、窓を閉めきり、夏なのにセーターを着て過ごしていました。

A 無理に脱がせず、まずは室内の温度を下げましょう

脱水症状の対策を優先に

高齢者は一般的に暑さ、寒さに対する感覚が鈍くなるので、室内の気温が上昇しても気づけないことがあります。さらに認知症のために季節感がわかりにくくなってしまっているかもしれませんが、これでは脱水症状を起こす危険があるので注意が必要です。

しかし、すぐにお父さんにセーター脱いでもらうのは難しく、しつこくすると余計に脱がないということになりかねません。まずは、**冷房をつけたり、水分をたく**

♥安心ケアの対処法

- ✤脱水症状が起きないように対処する。
- ✤夏に着ない服は容易に取り出せない場所にしまう。
- ✤普段の会話に季節を感じさせる話題を取り入れる。

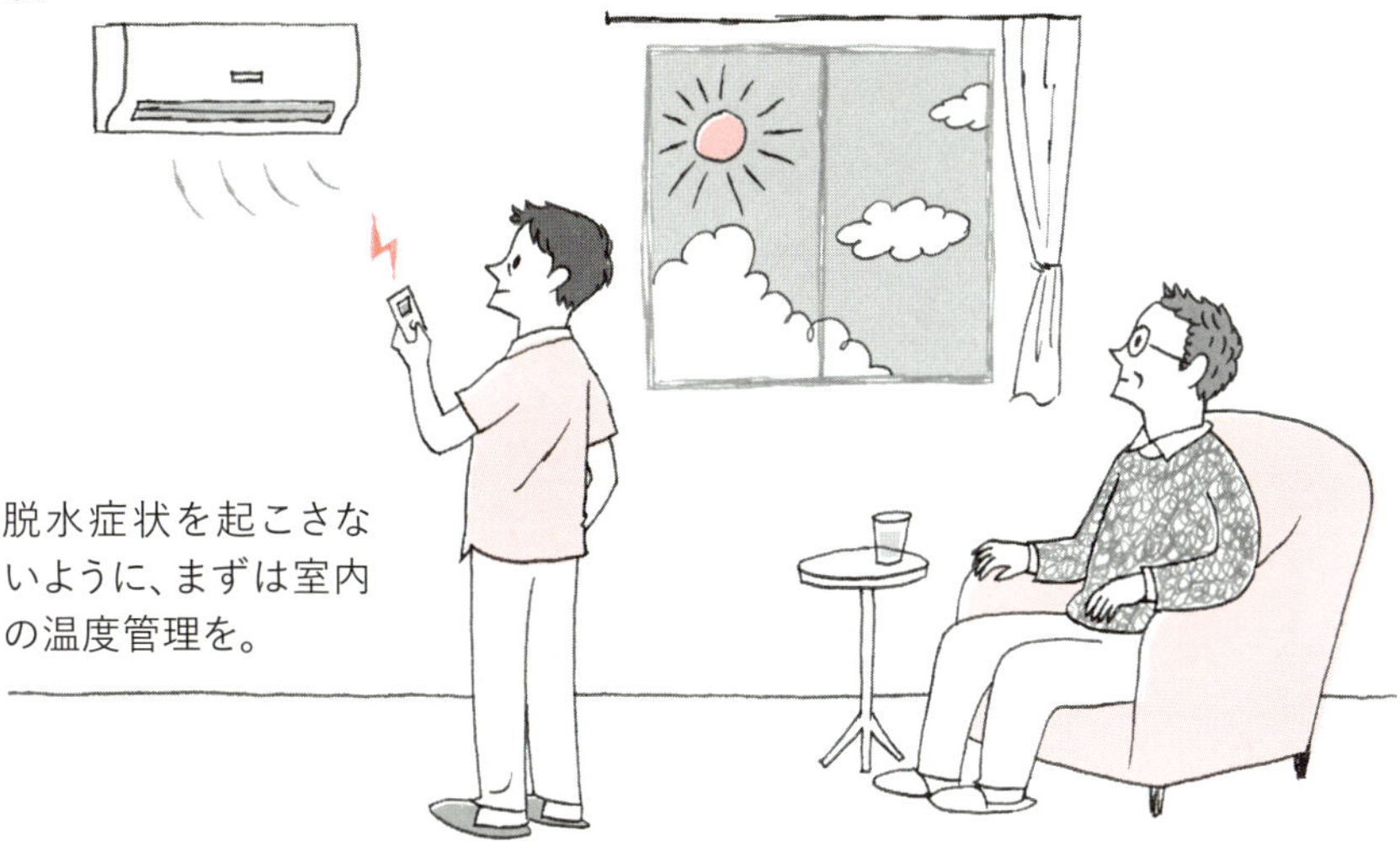

脱水症状を起こさないように、まずは室内の温度管理を。

さん飲んでもらって脱水症状を防ぎ、しばらく様子を見てから「汗をかいているからセーターを脱ぎましょうか？」と、状態を説明して着替えを促すようにしましょう。

夏の室内は28度を基本にしましょう。同居の家族が管理できればよいですが、一人暮らしの場合は、介護サービスを利用してヘルパーに確認してもらいましょう。

着ない服はしまっておく

認知症の症状が進むと、季節に合わせて適切な服を選んで着るという行為が難しくなります。衣替えの際に着ない服は容易に取り出せない場所にしまっておくと、夏に冬用のセーターを着るといったことを防げます。お父さんが服を間違えないような工夫をしておきましょう。

Q 不要な物をため込みます

母が空き箱や包装紙など要らない物をため込み、勝手に捨てると怒ります。

A 判断力の低下から必要のない物まで収集

勝手に処分するのは避けて

認知症の人は、判断力の低下が始まると、包装紙や空き箱、ひもなど、不必要な物を収集することがあります。わざわざごみ収集所から拾ってきたりすることもあります。

まわりは不必要と思うような物でも、お母さん自身は「役に立つだろう」と自分なりの理由があってためていたり、不安を和らげようとするための代償行動の場合もあります。

♥安心ケアの対処法

- 本人にとっては必要な物であることを理解する。
- 「少し貸してもらいたい」と申し出ることも重要。
- 危険物や不衛生物は、気づかれないように少しずつ処分する。

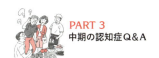

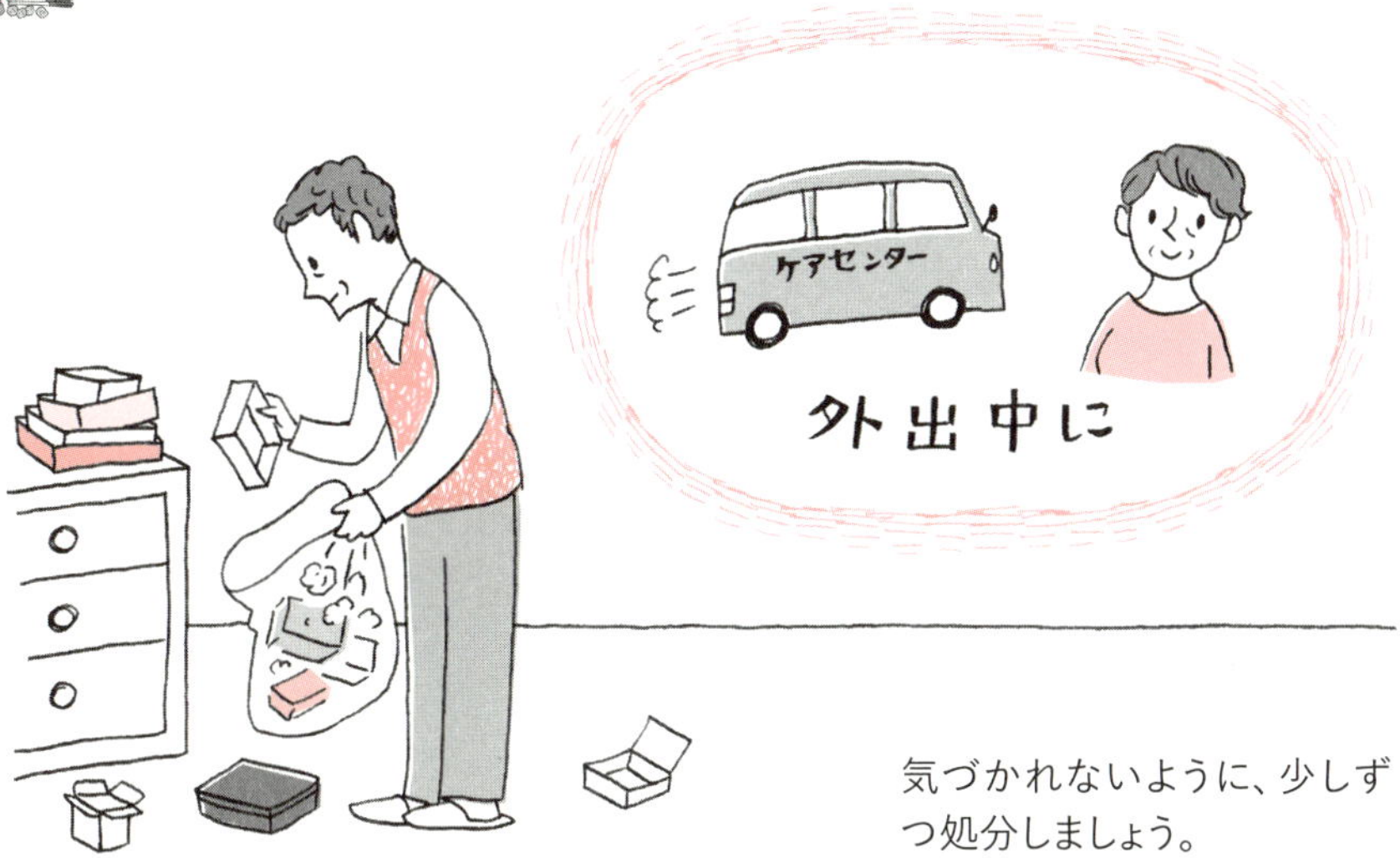

気づかれないように、少しずつ処分しましょう。

「そんなにゴミをためてどうするの？」などと、お母さんの気持ちを無視するような言葉を投げかけるのはやめましょう。本人の目の前で勝手に処分したりすることも、お母さんから不信感をもたれてしまうのでやめましょう。

見えないところで少しずつ

こうした症状はできるだけ許容しましょう。危険な物や不衛生な物であれば、「少し貸してもらえますか？」とお願いするなど、受け取り方を工夫するとよいでしょう。

どうしても処分する必要のある物は、お母さんに気づかれないように、デイケアに出かけているときや就寝中に少しずつ捨てるようにしましょう。捨てたことに気づかれたときは、不信感をもたれる前に「ごめんなさい」と謝罪することも大切です。

Q 近所で迷うようになりました

母が通い慣れているはずのスーパーからの帰宅途中に道に迷ったと言います。

A 道に迷いやすい夕方の外出は避けましょう

迷うことが増えたら一緒に外出する

よく知っている道や、自宅のごく近所でも、歩いているうちに自分のいる場所がわからなくなってしまったのだと考えられます。道に迷うことが続くと外出に不安をもつようになりますが、迷子になると困るといって、じっと家にこもって社会との関わりを断ってしまうと、逆に症状の進行を早めてしまうことになります。

少し寄り道をしていつもと違う道を通ったり、何か別に気にかかることがあったりすると、場所を認識する力の衰えが強く現れることもあります。また、昼間はと

♥安心ケアの対処法

- 外出の予定はなるべく明るい時間帯にする。
- 道に迷うことが増えてきたら、なるべく一緒に外出する。
- 近所の人にも声をかけてもらうようにする。

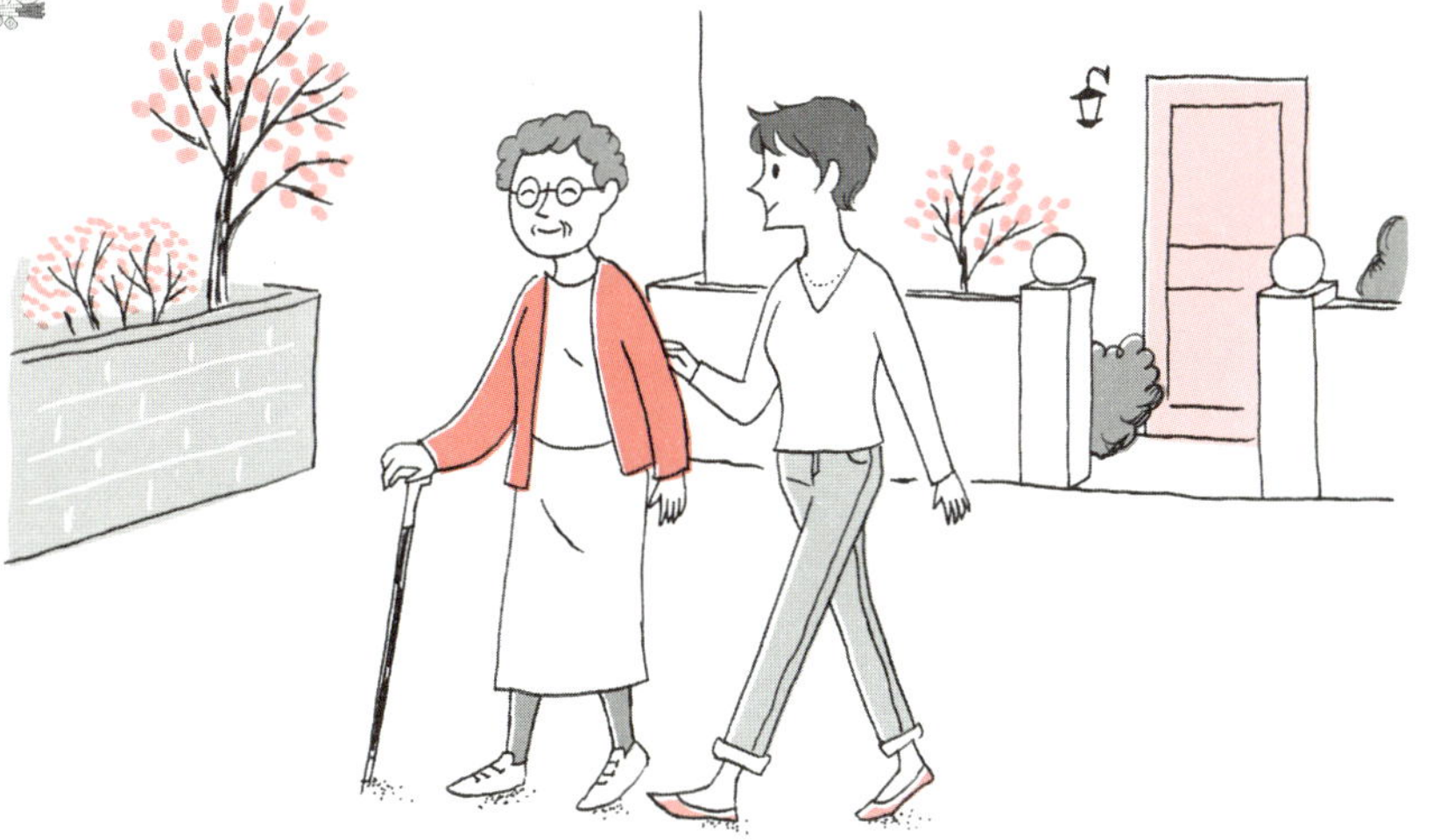

迷うことが増えてきたら外出に付き添うようにしましょう。

くに問題がなくても、夕方以降、薄暗くなってまわりの景色が見えにくくなると混乱してしまい、道に迷うということがあります。

なるべく、**周囲の様子がわかりやすい明るい時間帯に外出してもらい、迷うことが増えてきたら一緒に出かけるようにしましょう。**

近所の人に協力をお願いする

1人で出かけて迷ったときに、事故に遭わないか、遠くへ行ってしまわないかが心配です。近所の人やよく行くお店の人には「母は認知症なので、道に迷うことがあります」と伝えて理解を求めましょう。うろうろしているようであれば様子を見て声をかけてもらう、自宅に連絡を入れてもらう、あるいは自宅まで送ってもらうなど、あらかじめ対策を相談しておくとよいでしょう。

Q 自宅でも家に帰ると言います

自宅にいるにもかかわらず、義母が夕方になると「家に帰る」と言い出します。

A やわらかく引き留めながら原因を考えてみましょう

無理に抑え込まない

これは夕暮れ症候群といわれるものです。夕方になるとご家族が食事の支度を始めたり、学校や仕事から帰宅したりして、家の中が慌しくなることから、お義母さんは「いつまでもここにいていいのか?」「何かしなくてはいけない」と落ち着かない気持ちになっていることが考えられます。

まずは**「お茶を入れますから、飲んでいきませんか?」「夕食を一緒にいかがですか?」と言いながら、外に出るのをやわらかく引き留めてみましょう。**興味があ

♥安心ケアの対処法

- やわらかく声をかけ、外に出るのを引き留める。
- 一緒に外に出てしばらく家のまわりを散歩する。
- 「帰る」と言う理由を家族で考えてみる。

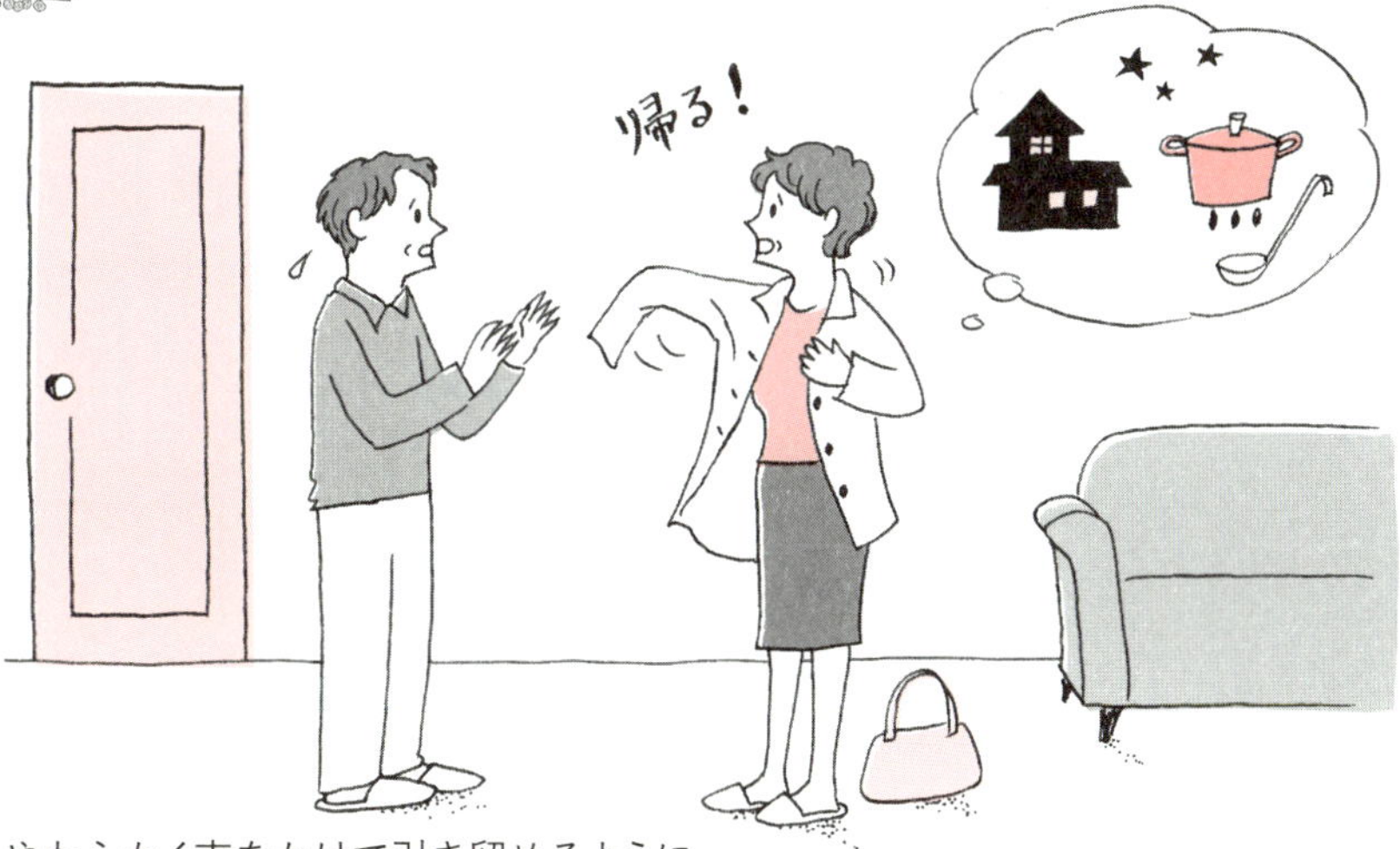

やわらかく声をかけて引き留めるように。

ることに取り組んでいると症状が起こりにくいようです。なるべくこの時間帯にお母さんが好きなことができるようなスケジュールを考えてみましょう。

帰りたい理由を考える

認知症の症状では、一番充実してよかったと感じている過去の記憶の時間に戻ることがあります。長く暮らした土地から離れた人であれば、今の家を自分の家と認識できておらず、帰りたいと思っていることもあります。

あるいはなんとなく今の家には自分の居場所がないような気がして、不安で帰らなければと考えている可能性もあります。**孤独感を感じないように、家族は夕方の慌しい中でもお義母さんに話しかけるようにしましょう。また、普段から安心していられる居場所をつくってあげるようにしましょう。**

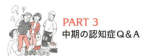

Q 詐欺《さぎ》にひっかかります

義母が詐欺にひっかかったり、高額商品を売りつけられたりします。

A 1人でいる時間を少なくし、近所の助けを借りましょう

新しい物が増えていないか確認する

認知症の高齢者を狙った詐欺が増えています。親身に話を聞いてくれるために相手に親近感をもってしまい、何度も騙されるというケースもあります。言葉巧みなセールスマンを信じて、「自分と家族のためによいことをした」と思い込むこともあるようです。これらは**判断力が低下し、危機管理の意識が鈍くなっているために起こります。**

お義母さんを責めるのではなく、家の中に物が増えていないか常に気をつけ、な

♥安心ケアの対処法

- ✤新しい物が増えていないか常に気をつける。
- ✤1人でいる時間を少なくする。
- ✤不審な人が出入りしていたら、近所の人にも声をかけてもらう。
- ✤クーリング・オフを利用する。

クーリング・オフ制度

不本意な契約をしてしまったとき、一定の期間内であれば無条件で契約を解除できる特別な制度です。

クーリング・オフの手続き方法

❶クーリング・オフができる期間内で販売会社にハガキなどの書面で通知する。
❷クレジット契約をしている場合は、販売会社と信販会社に同時に通知する。
❸通知する書面はコピーを取っておく。
❹「特定記録郵便」または「簡易書留」で送付する。

クーリング・オフができるおもな取引と期間

訪問販売	8日間
電話勧誘販売	8日間
連鎖販売取引（マルチ商法）	20日間

※金融商品や宅地建物の契約などでもクーリング・オフができる取引があります。

るべく1人でいる時間を少なくする、一人暮らしの場合は、不審な人が出入りをしていたら近所の人に声をかけてもらうなど、対策を立てましょう。

解約手続きをする

「買ってしまったものは仕方がない」とあきらめないように、不用品を購入してしまった、不当な契約をしてしまったときは、「クーリング・オフ」制度を利用して解約しましょう。

クーリング・オフの期間がすぎていても解約ができる場合もあります。悪質なケースでも泣き寝入りせずに、住んでいる地域の消費生活センターに相談してみましょう。

Q ご近所トラブルを起こします

一人暮らしの姉が、些細なことで近所の人とトラブルを起こすことが増えました。

A 認知症であることを隠さず、地域の人の力を借りましょう

近隣の人に認知症を伝える

指定日以外にゴミを出してしまう、夜中に大きな音を立てる、大声を出すなど、些細なことでも続いてしまうと大きな近隣トラブルに発展する可能性があります。さらに、「隣の○○さんが勝手に家に上がりこむ」「向かいの△△さんが財布や通帳を盗んでいった」など近所の人を巻き込んでしまうと、苦情がきたり、警察を呼ぶ事態にまでこじれてしまうこともあるでしょう。

近隣の人には、お姉さんが認知症であることを説明しましょう。「認知症かも？」

♥安心ケアの対処法

- ✤大きなトラブルに発展しないよう、近隣の人に認知症であることの理解を求める。
- ✤デイケアや訪問介護などで安心できる環境を整える。
- ✤施設への入所も検討する。

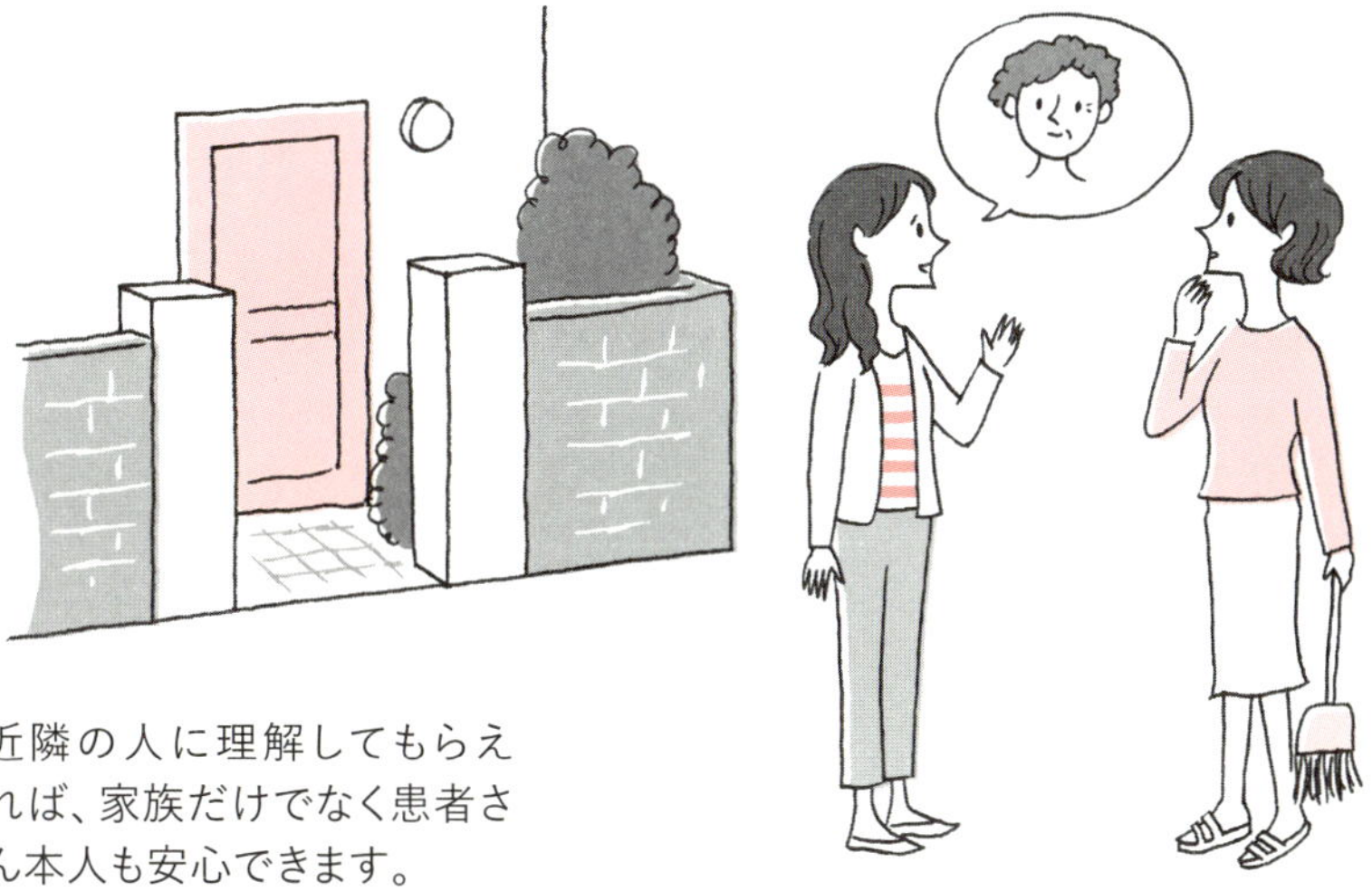

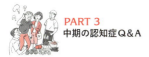

近隣の人に理解してもらえれば、家族だけでなく患者さん本人も安心できます。

と心配していても他人である近隣の人からはなかなか言い出しにくいものです。認知症とはっきりわかってもらうことで、お姉さんのことをより気にかけてくれるようになります。

安心して暮らせる環境をつくる

お姉さんが一人暮らしであれば、デイケアや訪問介護などを積極的に利用して、穏やかに暮らせる環境をつくりましょう。それでもトラブルなどが治まらないようであれば、同居して介護できる家族や親戚がいなければ、施設への入所も検討してもよいでしょう。

その場合は、地域包括支援センター[*1]に相談して情報を得たり、また、認知症カフェ[*2]を実際に利用しているご家族がいれば様子を聞くなどして、どんな施設があるかを事前に把握しておきましょう。

＊1「地域包括支援センター」➡p.185　＊2「認知症カフェ」➡p.80

Q 家族の悪口を言いふらします

義母が家族の悪口やつくり話を親戚や近所に言いふらしているようです。

A つじつま合わせからつくり話をしています

頭ごなしに否定しないで

実際にはない話をされると、嫌な思いをするでしょう。お義母さんに抗議をしたくなりますが、そうしたつくり話も認知症の症状が原因ですから、まずは冷静になりましょう。

今起きている出来事が理解できず不安になり、つじつまを合わせようとして、結果的につくり話をしてしまうのです。しかし、それも一時的なことで、つくり話をしたことも忘れてしまいます。ですから、お義母さんに「そんな嘘を言わないで！」

♥安心ケアの対処法

- つじつま合わせのために起こっていることだと理解する。
- 頭ごなしに否定しない。また、無視して放っておかない。
- 親戚や近隣の人に事情を伝え、理解を求める。

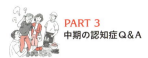

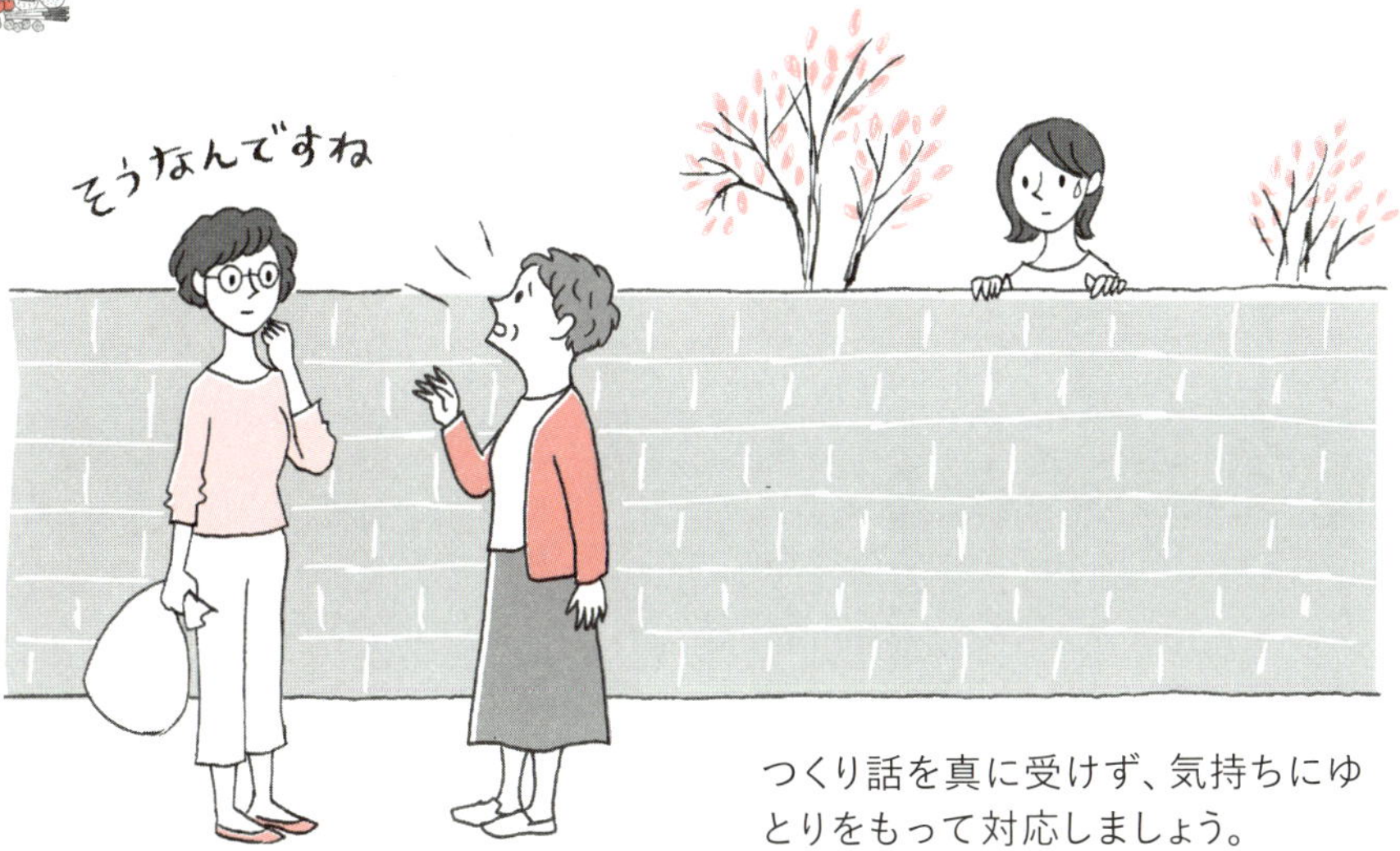

つくり話を真に受けず、気持ちにゆとりをもって対応しましょう。

と言っても、お義母さんはなんのことなのかわからず、「嘘なんてついていない！」と興奮してしまいます。

親戚や近隣の人に事情を説明する

自分はきちんとしたことを言っているつもりなので、否定をされると周囲に対して敵意をもち始めます。一方で、どうせつくり話だからと無視をして放っておくと、お義母さんの不安は増して、つくり話が止まらないでしょう。

まわりの人には、お義母さんにそうしたつくり話をする症状があることを理解してもらいましょう。そうして、なるべく否定せずに「そうなんですね」と返事をしてもらうようにお願いしておきましょう。肯定されることで不安が解消され、次第につくり話も落ち着きます。

Q お金を盗んだと疑われます

母がひんぱんに私がお金や通帳を盗んだのではないかと言います。

A 疑われたことを責めずに、一緒に探す姿勢で

家族に甘えているから疑うことも

財布や通帳を置いた場所を忘れてしまい、**身近な人を疑うということも認知症ではよく起こります。** たいていは、いつもと違うところに置いてしまったことが原因ですが、お母さんは自分の行動を覚えていないため、「誰かに盗まれた」と考えてしまうのです。

疑われるといい気分はしませんが、ご家族を疑うのは身近な存在である証拠です。お母さんを否定したり、疑われたことを本気で責めないように。**一歩譲って、お母**

♥安心ケアの対処法

- ✤疑われても本気で怒ったり、責めたりしない。
- ✤置き忘れている場所を、一緒に探してみる。
- ✤本人が隠している場合は見当をつけておき、さりげなく誘導。

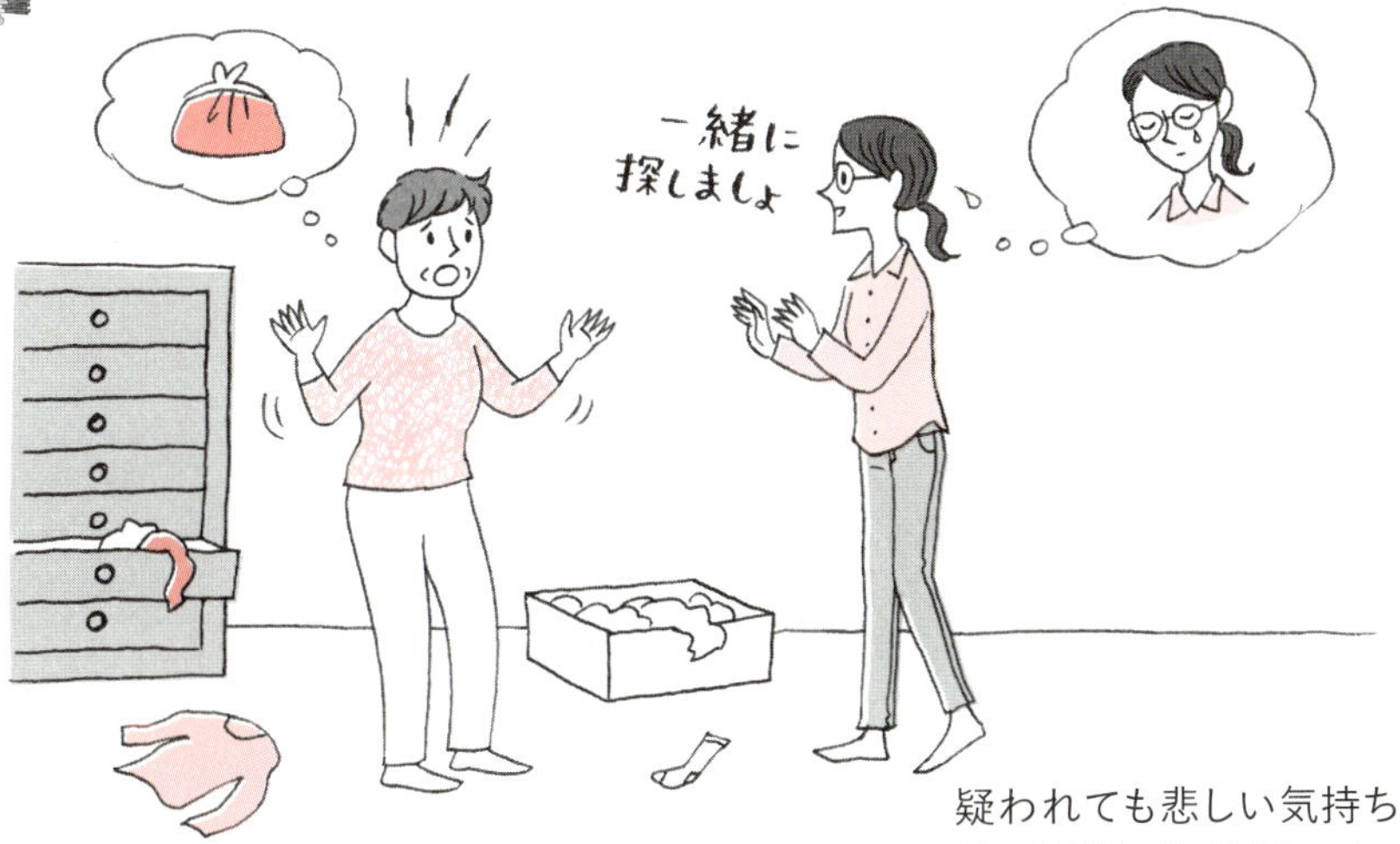

疑われても悲しい気持ちは一度横に置きましょう。

さんの不安をくみ取りながら一緒に探してみましょう。一緒に探すことで、あなたへの疑心も薄れていき、気持ちも落ち着きます。

隠しやすい場所を把握しておく

誰かに盗まれないようにと本人がどこかに隠してしまって、そのことを忘れてしまい、わからなくなってしまう場合もあります。しかし、隠す場所はだいたい決まっているものです。隠していそうな場所の見当をつけて、そちらの方へ、さりげなく誘導してみるとよいでしょう。

お金や通帳を家族が管理している場合でも同様に疑われることがありますが、「ここにありましたよ」と一緒に確認することで安心します。ただし、本人が1人で勝手にもち出さないように、ご家族の目の届く場所に置いておくとよいでしょう。

Q 靴の左右を間違えます

外出しようとすると、夫が靴の左右を間違えて履いてしまっています。

A 身についているはずの動作ができなくなっています

左右がわかるように手伝う

ご主人が靴を履くときに左右を教える、または靴に左右がわかる印をつけるなど、**わからないところだけを手伝ってあげましょう。**

運動能力には問題がないのに、目的とする行動の方法がわからなくなり、身についた一連の動作を行う機能が低下してしまう症状を失行[*1]と言います。これも認知症の中期に現れる症状のひとつです。

認知症の介護の基本は、患者さんの自信を失わせず、ほかの機能が衰えないように、

♥安心ケアの対処法

- ✤できないことだけを判断してサポートする。
- ✤できることは取り上げず、なるべく自分でしてもらう。
- ✤左右を教える、左右がわかる印をつける。

＊1「失行」➡p.30

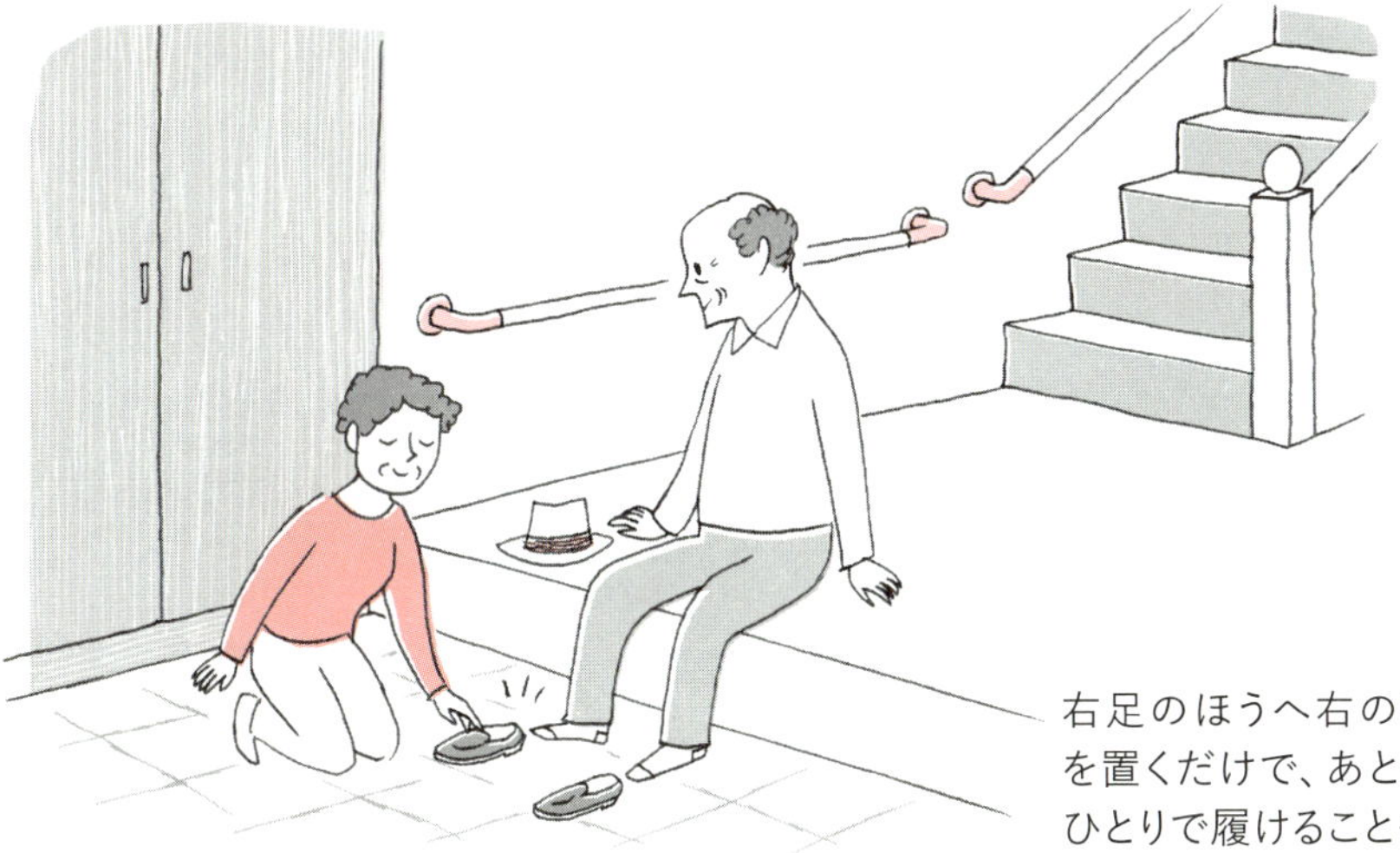

右足のほうへ右の靴を置くだけで、あとはひとりで履けることも。

できることは自分でしてもらうようにすることです。

このように、できないところだけを手伝って、できることを取り上げないようにすることでご主人も安心できます。

できないところを判断する

靴ひもが結べなくなることもあります。そうした場合は、靴ひものない着脱しやすい靴を選べば自分で履くことができます。

ズボンの履き方を忘れてしまったときは、シャツは自分で着てもらい、ズボンを履くときだけ手伝うようにします。寝間着の上に普段着を重ねて着てしまうときは、寝間着を脱ぐところまではそばで手順を説明します。症状の状況に応じてできないこととできることを判断してサポートしましょう。

Q 性的行動をとろうとします

息子の嫁である私を自分の妻と間違えて、義父が性的行動をとろうとします。

A 一時的に別の人に介護を代わってもらいましょう

認知機能と判断力の低下から起こる

記憶機能が低下すると、最近の記憶は失われやすく、古い記憶は保たれる傾向があります。そのため人を間違えたり、自分やほかの人の年齢を勘違いしてしまうことがあります。この場合、お義父さんは自分がまだ若いと認識していて、息子の嫁を自分の妻だと間違ってしまっていますが、慌てずに冷静に対処しましょう。

ただお義母さんと間違えて話しかけているだけならば、否定せずに、調子を合わせます。判断力や性欲をコントロールする力が低下し、家族や介護者に性器を見せ

♥安心ケアの対処法

- 素早く衣服を着せるなどして、その場を離れる。
- 一時的に別の人に介護を代わってもらう。
- デイサービスに出かけるなどして、日中の活動量を増やす。

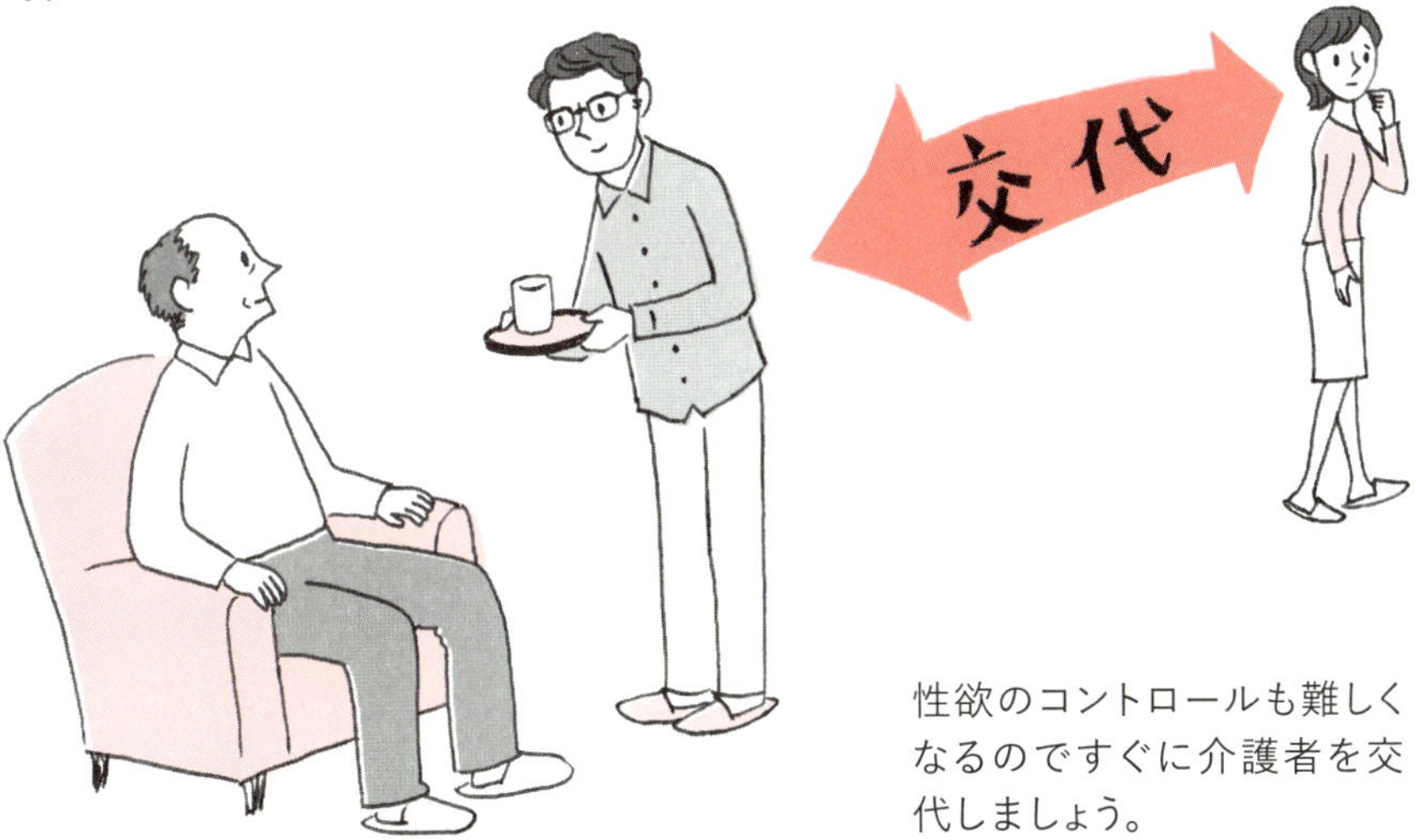

性欲のコントロールも難しくなるのですぐに介護者を交代しましょう。

たり、性行為を強要してくるようなことがあります。その場合は、**素早く衣服をはおわせるなどして、介護は家族や親戚の別の人に代わってもらうなどの対処をして、あなたの気持ちを落ち着かせるようにしましょう。**

医師やケアマネージャーに相談する

性的行動が繰り返されるような場合は、ご家族だけで抱え込まずに、ケアマネージャーなどの専門家に相談しましょう。

介護ヘルパーに来てもらう、一時的に施設に入所するショートステイを利用するといった対応策が考えられます。

また、日中は通所介護のデイサービスに出かけるなどして活動量を増やすと、性的欲求が解消されて困った行動が減ることもあります。

Q 幻視があるようです

誰もいない部屋に人がいると、義姉が興奮してしつこく主張します。

A 話を聞いて安心させてあげましょう

幻覚を否定しない

幻視や幻聴はレビー小体型認知症[*1]の初期から中期にかけて見られる症状です。実際にはないものが見えたり、ほかの人には聞こえない音や声が聞こえていますが、否定されると見えていると信じているお義姉さんの孤独感が増してしまい、こうした病状が悪化してしまうことがあります。

亡き家族や親族、友人などが見えている場合は、その人の思い出話などを聞いてあげると落ち着きますし、知らない人が見えている場合でも、無理に否定せずに、

♥安心ケアの対処法

- 知らない人が見えている場合は、否定せずに安心させる。
- 知っている人が見えている場合は、思い出話などで落ち着かせる。
- 症状がひどくつらそうなときは、早めに医師に相談する。

＊1「レビー小体型認知症」➡p.166

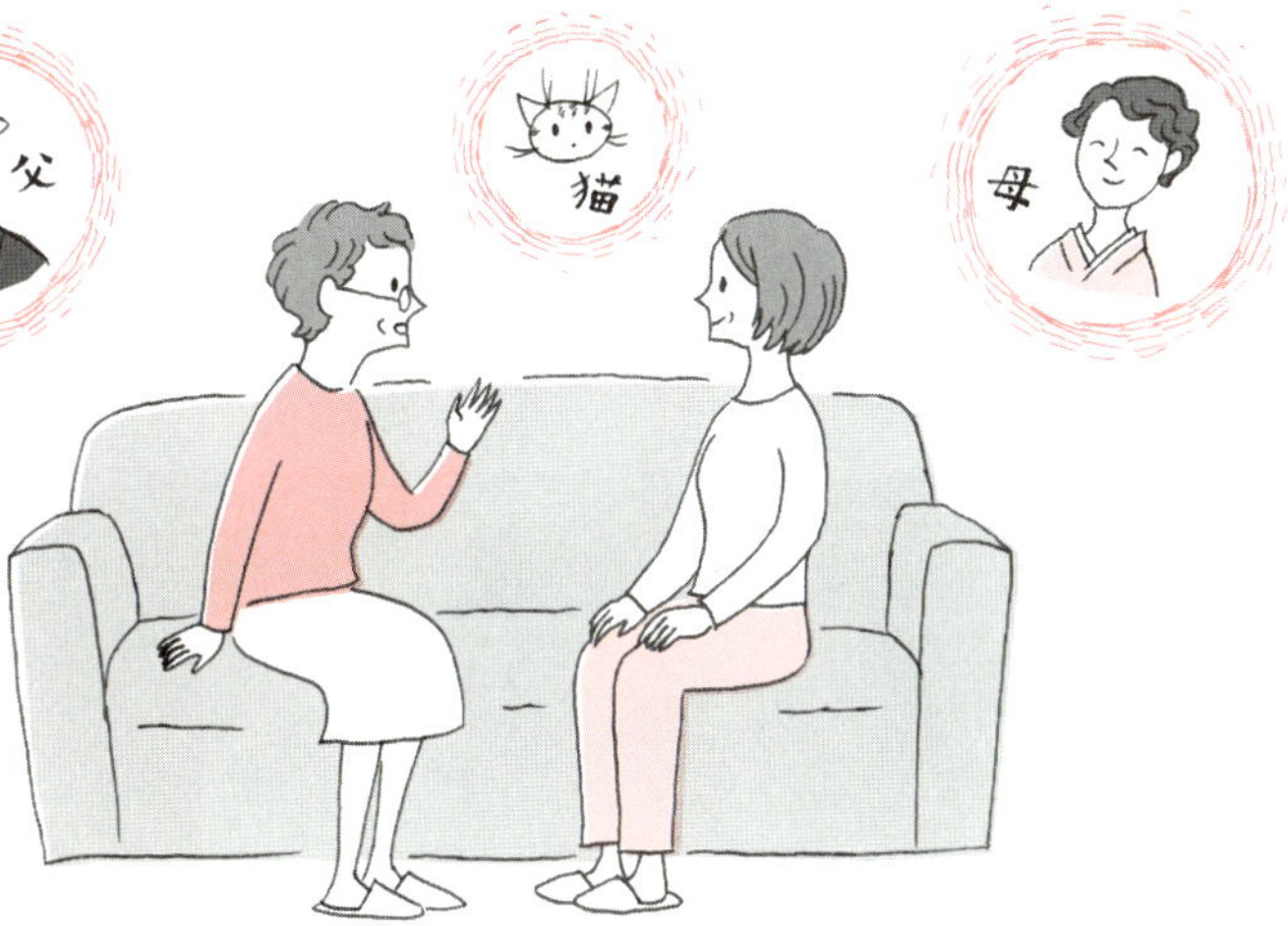

本人は見えていると信じています。否定せずに話を聞きましょう。

本人の気持ちを理解するためにゆっくり話を聞いてあげましょう。

せん妄の場合もある

認知症の行動心理症状[*2]（ＢＰＳＤ）とは異なり、せん妄でも幻視があるときがあります。

せん妄とは、意識障害で頭が混乱した状態のことをいい、ほかの病気や服用中の薬の影響で起こることがあります。また、脱水症状やひどい便秘などが原因で起こることもあり、脳の機能が低下してうまく神経を伝達できなくなり、幻視や興奮状態などを引き起こします。

せん妄であれば、症状は一時的ですので、本人の体調はどうか、服用している薬が何かをもう一度確認してみましょう。症状がひどく本人がつらそうなときは、早めに医師に相談するようにしてください。

＊2「行動心理症状（BPSD）」➡p.31

Q 風呂上がりに体を拭きません

妻がお風呂から出ても体を拭かずにボーッと立っています。

A 手順がスムーズでないところはサポートを

わからない手順だけを教える

目的に沿った一連の動作ができなくなって、入浴の手順を効率よく行えないのだと思います。手順のうち**体を拭くことだけができないようであれば、そこは介助をしましょう。「体を拭いてください」と伝えれば、1人でできる**こともあります。

風呂から上がったけれど着替えの手順がわからず困ってしまい、呆然としているということも考えられます。その場合は、「これがパンツですよ」「このシャツに腕を通してください」「次はズボンを履いてくださいね」などと声をかけながら、着

♥安心ケアの対処法

- 手順がわからなくなっているところは声をかけてみる。
- できない部分だけを手伝うようにする。
- 手順が混乱しないように、必要のないものは片づけておく。

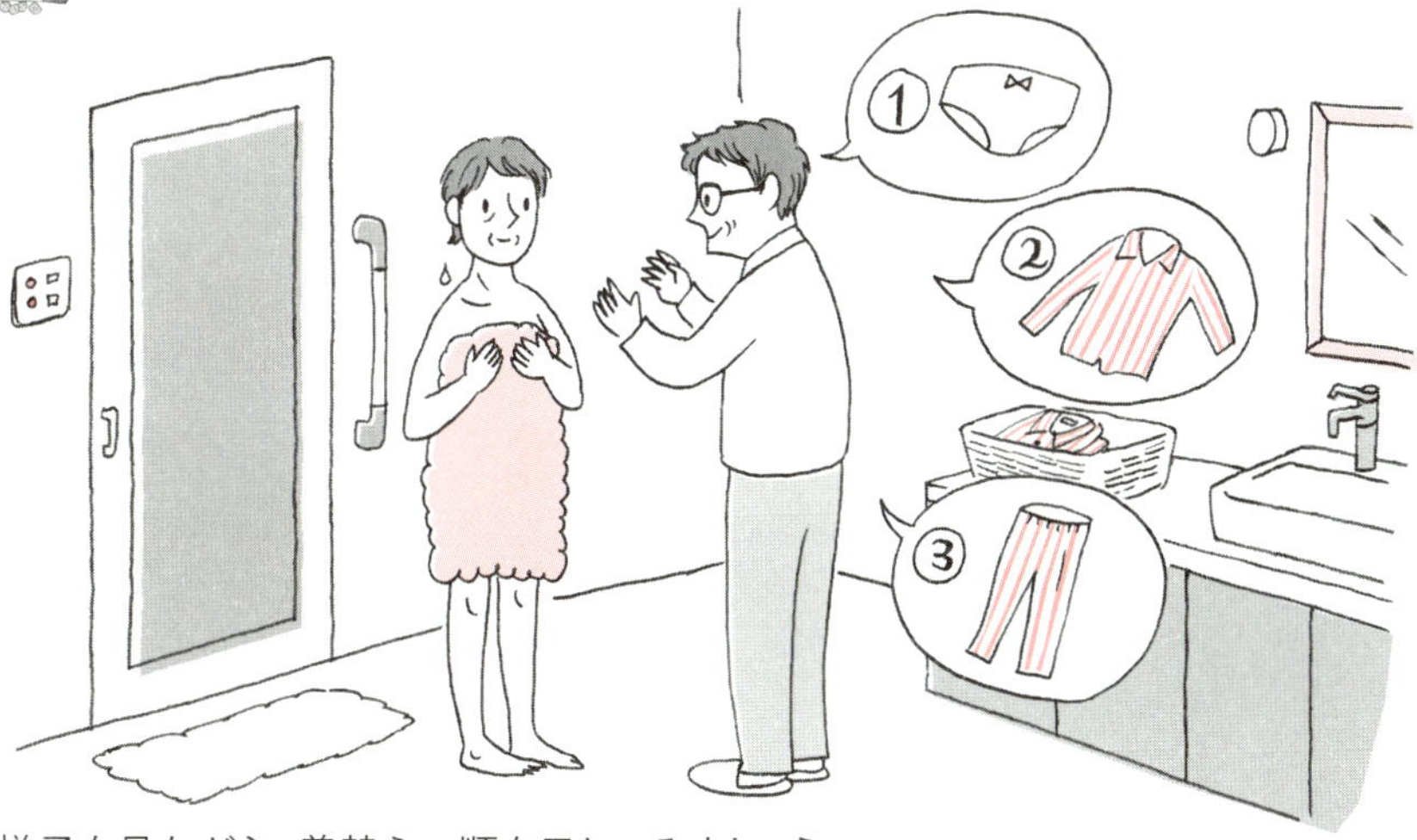

様子を見ながら、着替えの順を示してみましょう。

替えの手順を示してあげましょう。

今後、髪や体を洗ったりするのが困難になる可能性もあります。いろいろな道具が目の前にあると混乱するので、自宅で入浴する場合は、できるだけ余計な物を置かず、シャンプーやリンス、せっけんなどを迷わず使えるようにしておきましょう。

一呼吸置いてから声かけを

認知症の症状は状況や場面によっても出方が違います。入浴で疲れて症状が強く出ているという可能性もあるので、できなくなったと思い込んでいつでも声をかけていると、本人は「言われなくてもできるのに」と不満を抱えることもあります。

声をかける前に一呼吸置いて、できそうになかったときにはそっと声をかけてあげることを心がけましょう。

Q 何度もトイレに行こうとします

妻がトイレから戻っても、すぐにまた行きたがり、落ち着きません。

A 失禁して迷惑をかけたくないと思っているかもしれません

よく状況を確認すること

本人はなるべく自分でトイレに行きたいと思っているのでしょう。失禁はしたくないと思うがゆえに、頻繁にトイレに行こうとしているのかもしれません。また、トイレから部屋に戻る間にトイレに行ってしまったことを忘れて、不安になって何度も行ってしまう場合もあります。

まずは本人の様子を観察しましょう。トイレに頻繁に行くのはどんなときか、たとえば外出する前に目立つ、寝る前に多いのであれば、外出中や睡眠中の失禁を気

♥安心ケアの対処法

- どのようなときに目立つのか、行動の特徴を調べる。
- 不安が原因の場合は、ある程度許容する気持ちで。
- 体の不調や薬の影響がないか確認し、必要であれば泌尿器科に相談。

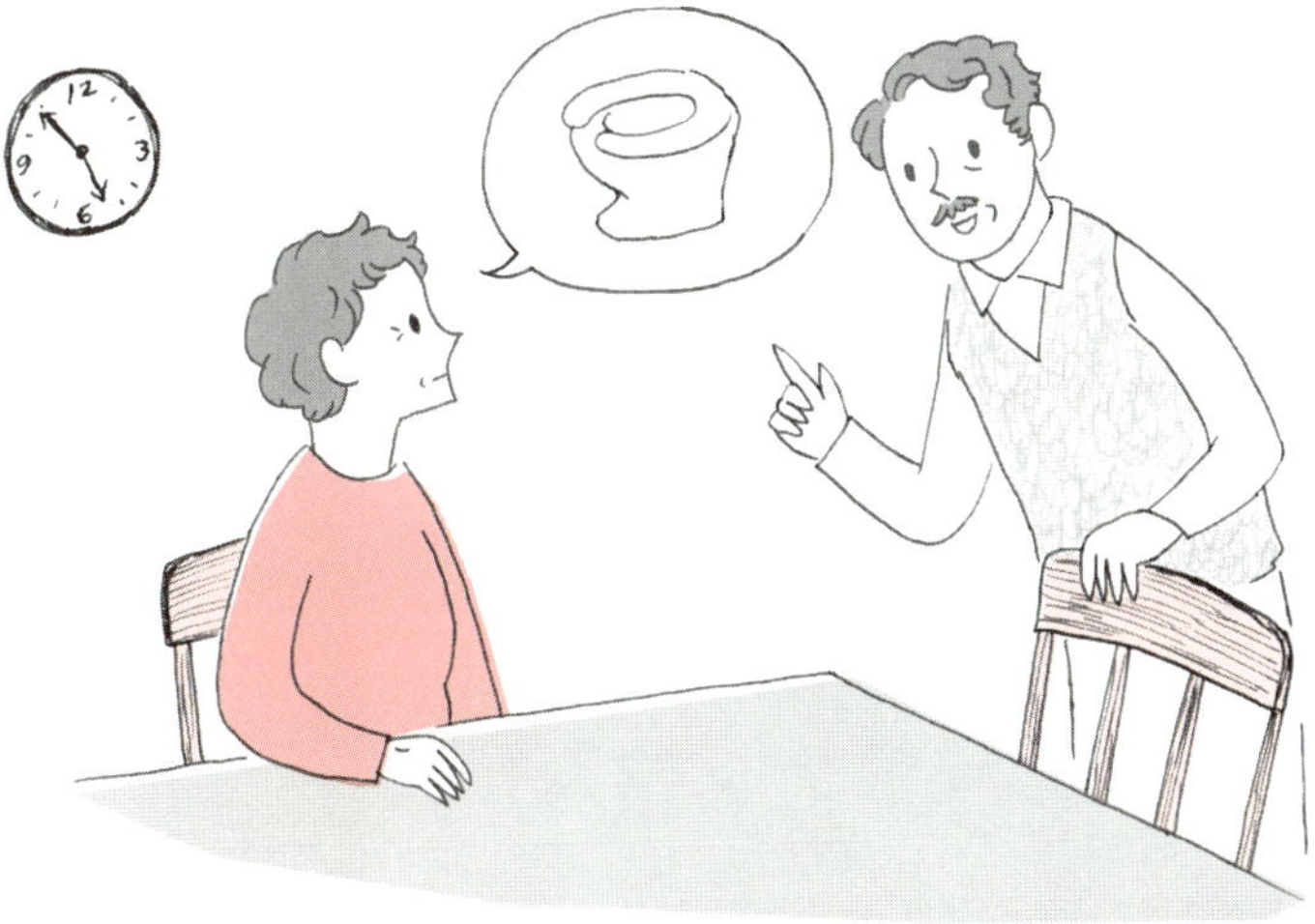

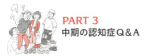

本人のなるべく自分でトイレに行きたい気持ちは尊重して。

にしていることが考えられます。何度もトイレに行く行動を落ち着きがないと思うかもしれませんが、ある程度は許容する気持ちで見守るようにしましょう。

体の不調や薬の影響はないか

次に膀胱炎《ぼうこうえん》ではないかどうかを確認することが必要です。症状の軽いうちは自覚がありませんが、やがて残尿感から何度も何度もトイレに行くようになります。つらい痛みや高熱が出るようになり、さらに悪化すると、腎臓への感染が起こる場合があります。気になる場合は、泌尿器科を訪ねて相談しましょう。

服用している薬の影響で、利尿作用がはたらいている場合もあります。医師によく確認するようにしましょう。

Q 夜中に独り言を言います

父が夜中に起きて独り言を言ったり、突然大きな声を出したりします。

A 不安を取りのぞいて、体調の変化にも気を配りましょう

そばに行って手を握る

お父さんが夜中に起きて意味のわからない独り言を言うようなときは、まずは不安を取りのぞいてあげましょう。「まだ夜ですよ」と声をかけながら、**そばに行って手を握ったり、温かい飲み物をあげるとよいでしょう。**

独り言を言う状態はせん妄といい、認知症の患者さんによく見られる症状で、軽く意識が混濁した状態のときに起こります。とくに夜間に起こることが多く、数時間から数日間続くこともあります。

♥安心ケアの対処法

- ✤手を握って安心させる。
- ✤温かい飲み物で落ち着かせる。
- ✤昼夜逆転にならないように、生活のリズムを整える。
- ✤体調の悪いところがないかよく観察する。

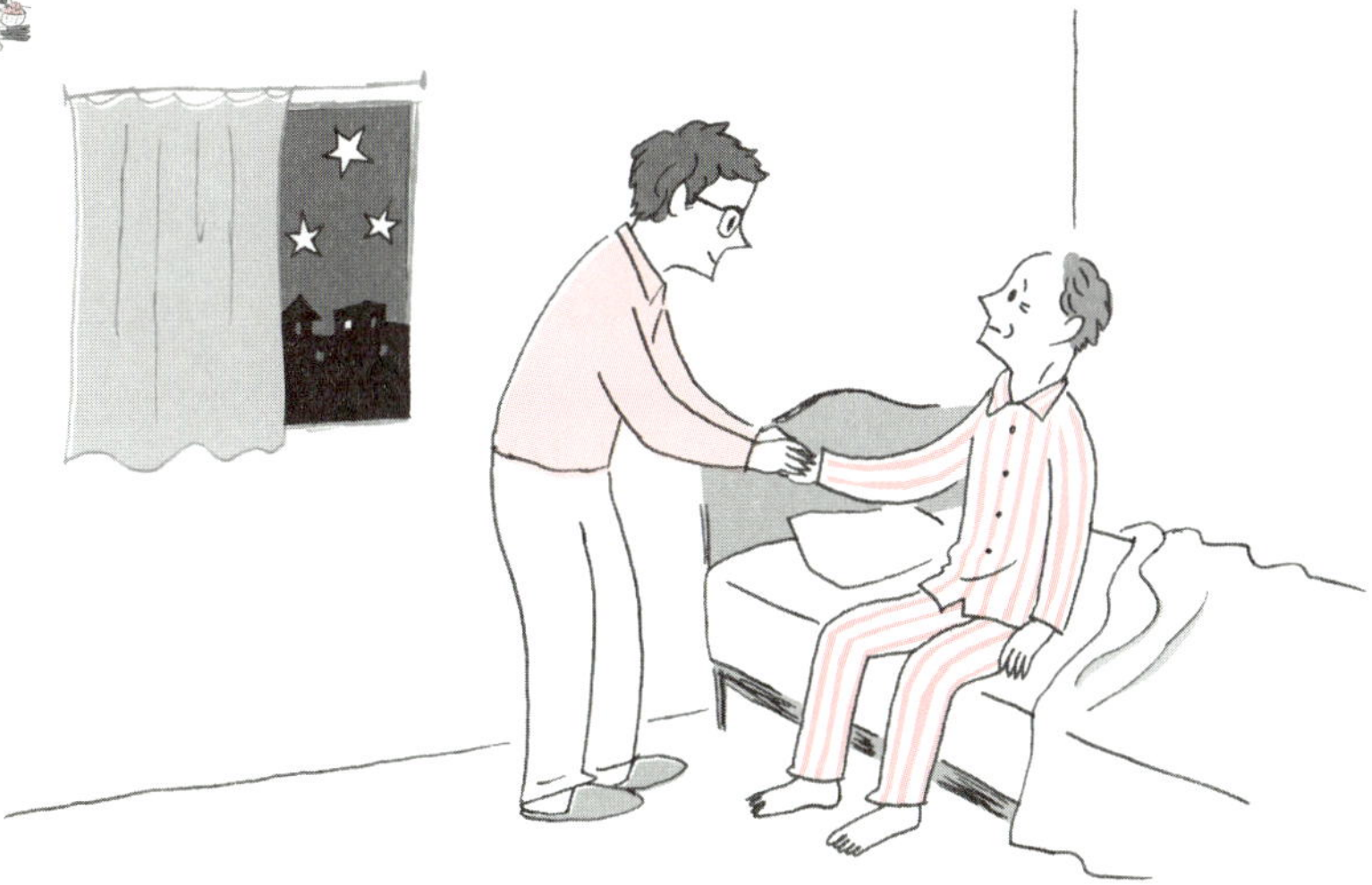

意識が混乱した状態が落ち着くまでそばにいてあげられるとよいでしょう。

昼夜逆転が起きていると、夜中に起きたときにあたりが暗くまわりに誰もいないと、不安な気持ちが大きくなってしまい、せん妄の症状が出やすくなります。大きな声を出してしまうのも同じことから起こります。

便秘などが原因の場合も

生活のリズムを整えることが第一ですが、体の不調が原因になっていることもあります。風邪をひいていないか、頭痛や腰痛、腹痛がないか、便秘や脱水症状がないか、薬の副作用はないか、お父さんの様子をよく見ましょう。

部屋と浴室の室温の差、家具や用具の不具合、人間関係などがストレスになって起こることもあります。何が気になっているのかを見つけて解決していきましょう。

Q 徘徊のたびに探しています

夫が目を離したすきにふらっと出かけてしまい、その度に探し回っています。

A 徘徊しても見つけられる協力体制をつくりましょう

出ていく状況を観察する

認知症の人は1人になると不安になります。家の中であなたの姿が見えないと落ち着かず、探して外に出て行ってしまうことが考えられます。できるだけ家の中の見通しをよくして、1人と感じさせないように工夫してみましょう。

家族がいても出て行く場合は、何か別の理由があるはずです。自分は仕事をしていると思い込み出かけることもあります。徘徊がどういう場合に起こるか観察して、ご主人が不安を抱えていることがないか探ってみましょう。

♥安心ケアの対処法

- 家の中の見通しをよくして、1人と感じさせないようにする。
- 本人なりの何か理由がないか考えてみる。
- 服に名札をつけておく。
- 近隣の協力体制をつくっておく。

近隣の人に声をかけてもらう

本人には目的があって外出したにもかかわらず、途中で自分がどこにいるのか、どこへ向かっているのか忘れてしまうこともあります。歩き回っているうちに家の方向を見失い、自宅や施設から外出したまま行方不明になることや、死亡事故につながる危険性もあります。

徘徊してしまっても遠くに行ってしまわないうちに見つけ出せるような対策を立てましょう。 玄関ドアの開閉時に音の鳴るセンサーをつけておくと、知らない間に出て行ってしまうことを防げます。

近隣の人には見かけたら声をかけてもらうようにするなど、協力をお願いしておくことも対策のひとつです。最近では地域ぐるみで徘徊に対する捜査活動を行うしくみができているところもあります。そうした地域の取り組みについても情報を共有して取り組んでいく必要があるでしょう。

見つけられても自分の名前や住所を適確に答えられないこともあります。普段から氏名や連絡先を書いた物を外出時に必ず持っていくバッグなどに入れる、シャツの襟の内側など、外から目立たない場所に名札をつけおくのもよいでしょう。

認知症サポーター

認知症の正しい理解を広げるために

認知症の人やそのご家族が安心して暮らせるまちづくりのための、「認知症サポーターキャラバン」という事業があります。これは、多くの人に認知症についての正しい知識を学び、その学んだことを活かして、自分のできる範囲で認知症の人やそのご家族を支援してもらうことが目的です。

認知症サポーター養成講座は、以下のような内容の専用テキストを使って行われます。

1：認知症に対して正しく理解し、偏見をもたない。
2：認知症の人やご家族に対して温かい目で見守る。
3：近隣の認知症の人やご家族に対して、自分なりにできる簡単なことから実践する。
4：地域でできることを探し、相互扶助・協力・連携、ネットワークをつくる。
5：まちづくりを担う地域のリーダーとして活躍する。

養成講座は、自治体や学校、企業などの団体が主体となって開催しています。地域住民、金融機関やスーパーマーケットの従業員、小・中学生、高校生などが受講し、全国に約939万人[*1]のサポーターが誕生しています。

＊1 2017年9月現在

PART 4

後期の認知症Q&A

後期は体力や筋力も低下し、ご家族の負担も大きくなってきます。
愛情と感謝の気持ちをもって、適切な対応を心がけましょう。

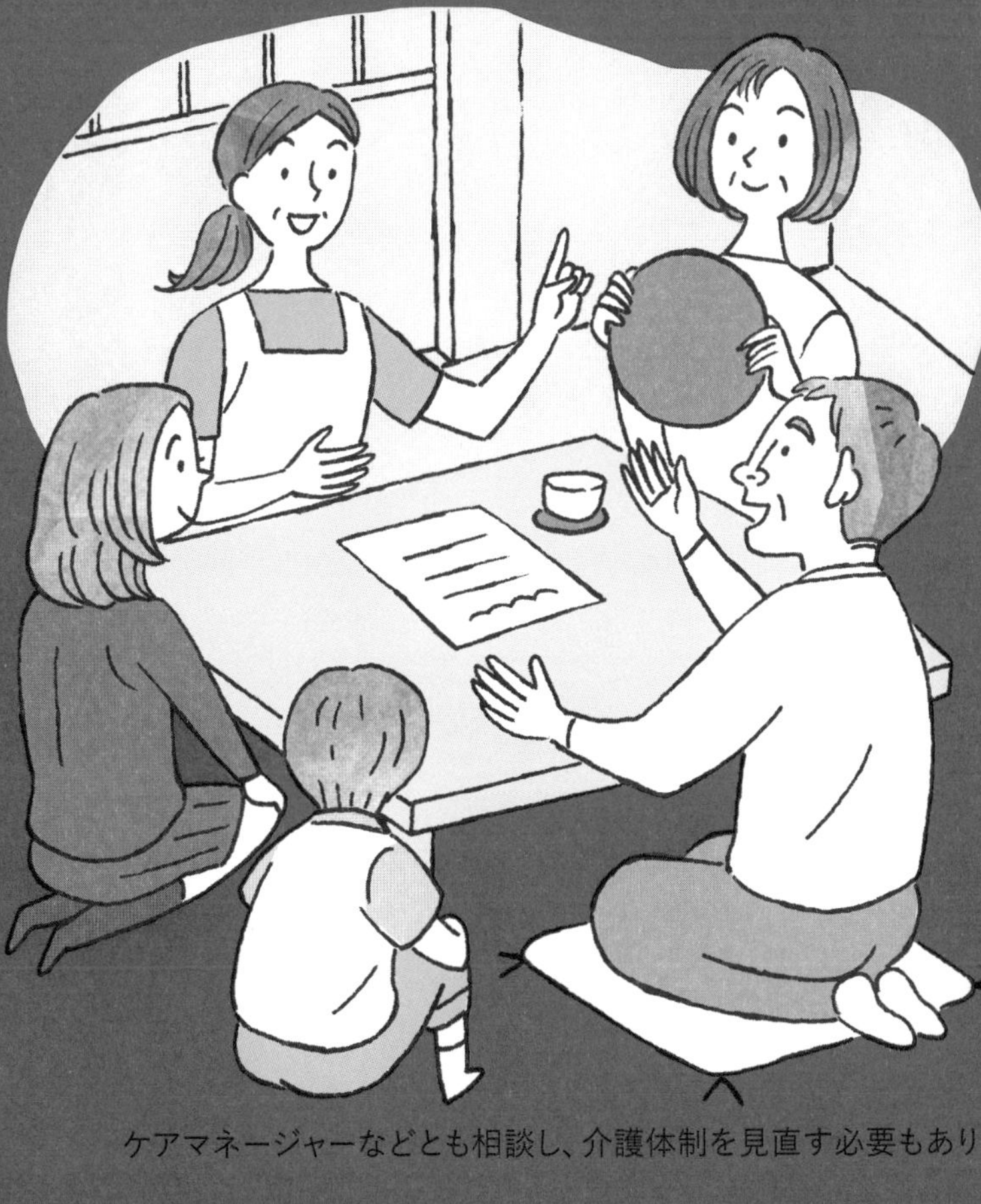

ケアマネージャーなどとも相談し、介護体制を見直す必要もあります。

認知症の後期症状の特徴

- 認知機能だけでなく、運動機能の低下も起こる。
- 介護する人の負担が大幅に増えるので、介護環境の見直しをする。
- 家族全員が納得できる介護をめざす。

施設入所も視野に入れる

後期になると、認知機能が著しく低下して、ご家族のこともわからなくなります。体力や筋力も落ちてきて運動機能が低下するため、移動には車いすが必要になり、いずれはほぼ寝たきりになります。

こうした状態は、長い場合は10年以上に及ぶこともあります。入浴や食事の介助はもちろんのこと、尿や便の失禁が始まるので、介護には物理的、体力的、精神的な大変さがあり、ご家族だけでの介護は難しいでしょう。そのため**在宅で介護を続けるのか、それとも施設に入所させるのか、介護体制を見直す時期に入ります。**

認知症後期の症状の特徴

生活

＊歩幅が狭く、ゆっくりとした小刻みの歩行になり、階段の上り下りに介助が必要になる。
＊噛んだり飲み込んだりが難しく、1人で食事が満足に取れなくなる。
＊寝たきりになる。

会話

＊意味のない話をするようになり、自分の言葉を繰り返す、相手の言うことをおうむ返しに繰り返す。
＊言葉を発しなくなり、最後は完全な失語状態になる。

記憶

＊過去の記憶のほとんどが失われる。
＊自分のこれまでの人生の出来事が混乱し、家族の名前も思い出せなくなることもある。

介護の負担に配慮する

在宅介護の場合には、できるだけ早めに医師との連携を整えて、往診してくれる医師を探しておきましょう。

認知症の後期になると本人との会話が成立しにくくなり、介護をする人のストレスもたまりがちになります。できるだけ介護をする人の数を増やすようにして、ご家族の1人に負担がかかりすぎないようにすることが大切です。

日帰りで介護施設に通って介護を受けるデイサービス、介護施設に短期間入所して日常生活全般の介護を受けるショートステイなどを積極的に利用して、ご家族のストレス、疲れなどをため込まないように心がけましょう。

介護の選択

後期に入ると、食べ物や飲み物をうまく飲み込むことができなくなるので、嚥下《えんげ》性肺炎《せいはいえん》を起こしやすくなります。また、本人が自力で食べたいという意思を見せても噛《か》む力が衰え、食べる量も徐々に減るので栄養状態の低下が懸念され、胃にチューブを通し栄養を直接送り込む処置を行うかが問われることになります。

どのような介護を希望するのか、判断力が低下した本人に意思を確認することはできません。あらかじめ本人の希望を聞いておく必要もありますが、どのような介護を選択することが今の本人と自分たちにとってよいのか、ご家族でよく話し合って選択していきましょう。

後期の認知症の介護では、ご家族が後悔せずに、充実感をもって認知症の最期を迎えることが大切です。ご家族が「やれることはやってあげられた」と思える選択をしてほしいと思います。

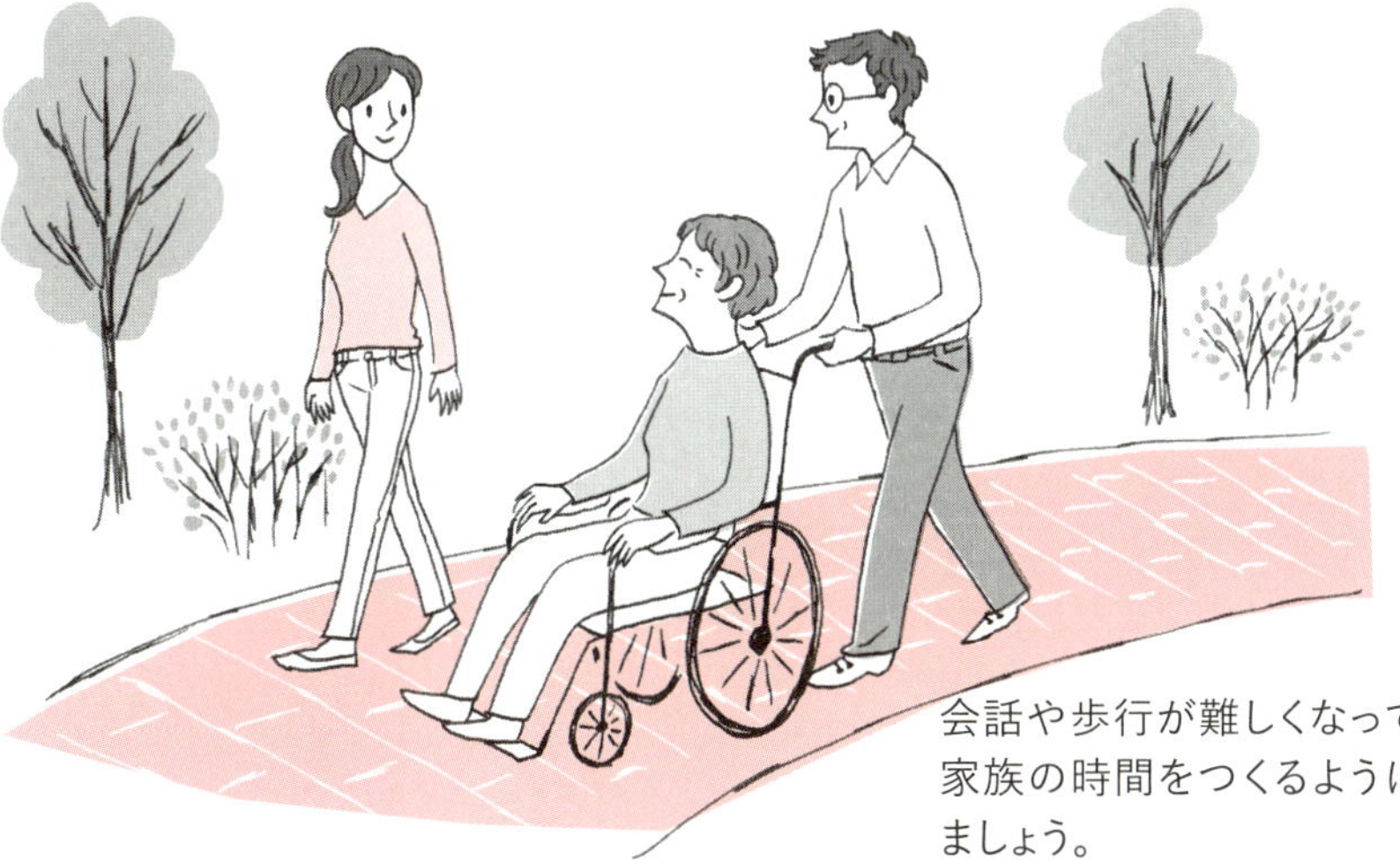

会話や歩行が難しくなっても、家族の時間をつくるようにしましょう。

愛情と感謝の気持ち

今後、自分の意思を言葉で伝えることが難しくなると共に、新しい体験を覚えておくことも非常に困難な時期に入っていきます。だからと言って、何も感じていなかったり、理解できないわけではありません。

記憶があいまいになっても「嬉しい」はもちろん、「つらい」「悲しい」「怖い」などのさまざまな感情が残っています。自分のことを思い、敬意や愛情をもって接してもらったことは心に残っていますし、言葉はなくても、その感謝の気持ちは介護してきたあなたに伝わることでしょう。

本人が愛情と感謝に満ちた最期を迎えられるよう、毎日の時間を大切に過ごしたいものです。

Q 食べ物以外の物を口にします

母が食べ物ではない物を口に入れようとして、ショックを受けてしまいました。

A 危険物は身のまわりに置かないで

慌てたり、怒らないようにする

満腹中枢のはたらきが悪いうえに食べ物かどうかの区別がつかなくなるため、目の前の物を口にしたり、寂しさや欲求不満を解消しようとして身近な物を口に入れてしまうことがあります。こうした行動を見つけたときは、いきなり怒ったり、取り上げないようにしましょう。大声で制止すると、お母さんがびっくりしてのどに詰まらせる危険があります。**「こちらのほうが美味しいですよ」と声をかけながら、さりげなく食べ物と交換しましょう。**

♥安心ケアの対処法

- いきなり怒って取り上げず、さりげなく食べ物と交換する。
- 欲求不満を感じていることがないか、様子を観察する。
- 口に入れやすい危険なものは手の届かない場所に保管する。

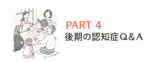

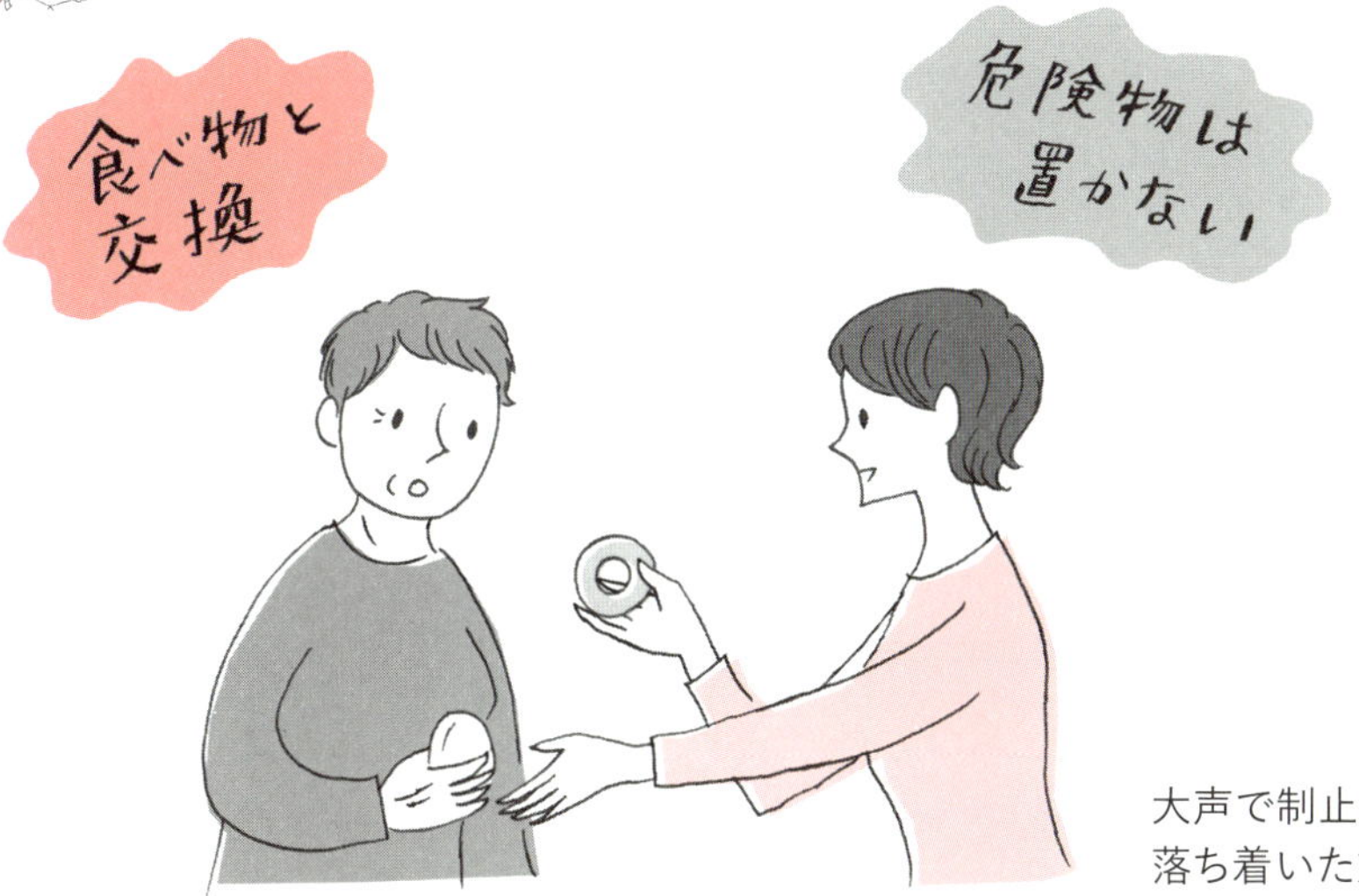

大声で制止せず、
落ち着いた対応を。

危険な物は周囲に置かない

冷蔵庫を開けて冷凍食品や生肉などを食べてしまわないように、鍵つきの冷蔵庫を導入するといった工夫が必要です。**洗剤やせっけんなどの危険物になるものは、普段から手の届かないところに置く**ようにしましょう。

万が一、危険物を飲み込んだ場合は迅速に対応しましょう。洗剤などは容器のラベルの注意事項に従って応急処置をし、病院に連れて行きます。固形の場合は、すぐに体を前かがみにして頭を低くさせてから、背中の肩甲骨《けんこうこつ》の間をたたきます。口に手を入れると噛《か》まれる場合もありますので、入れ歯の場合は外してから異物を取り出します。呼吸困難や窒息の恐れがある場合はすぐに救急車を呼んで対応しましょう。

Q 失禁の汚れ物を隠します

義母が失禁するようになり、さらに汚れた衣服を隠すなどして、後始末が大変です。

A 安心してもらえれば教えてくれます

プライドを傷つけない

失禁してしまったときは、お義母さん自身もとても恥ずかしく、申し訳ない気持ちになっています。知られたくない、叱られたくない、という気持ちから、汚れた衣服を隠して、そのまま忘れてしまうということもあります。

後始末をするほうは大変だとは思いますが、**責めずに「掃除と洗濯はしておきますから、大丈夫ですよ」と声をかけましょう。** お義母さんに失敗しても大丈夫だと安心してもらえると、汚してしまったときに教えてくれるようになります。

♥安心ケアの対処法

- ✤プライドを傷つける言葉は避けて、失敗しても大丈夫だと伝える。
- ✤普段の様子を観察して、トイレの場所を知らせる。
- ✤着脱のしやすい服を選ぶなど、排泄の失敗が少なくなる対策を取る。

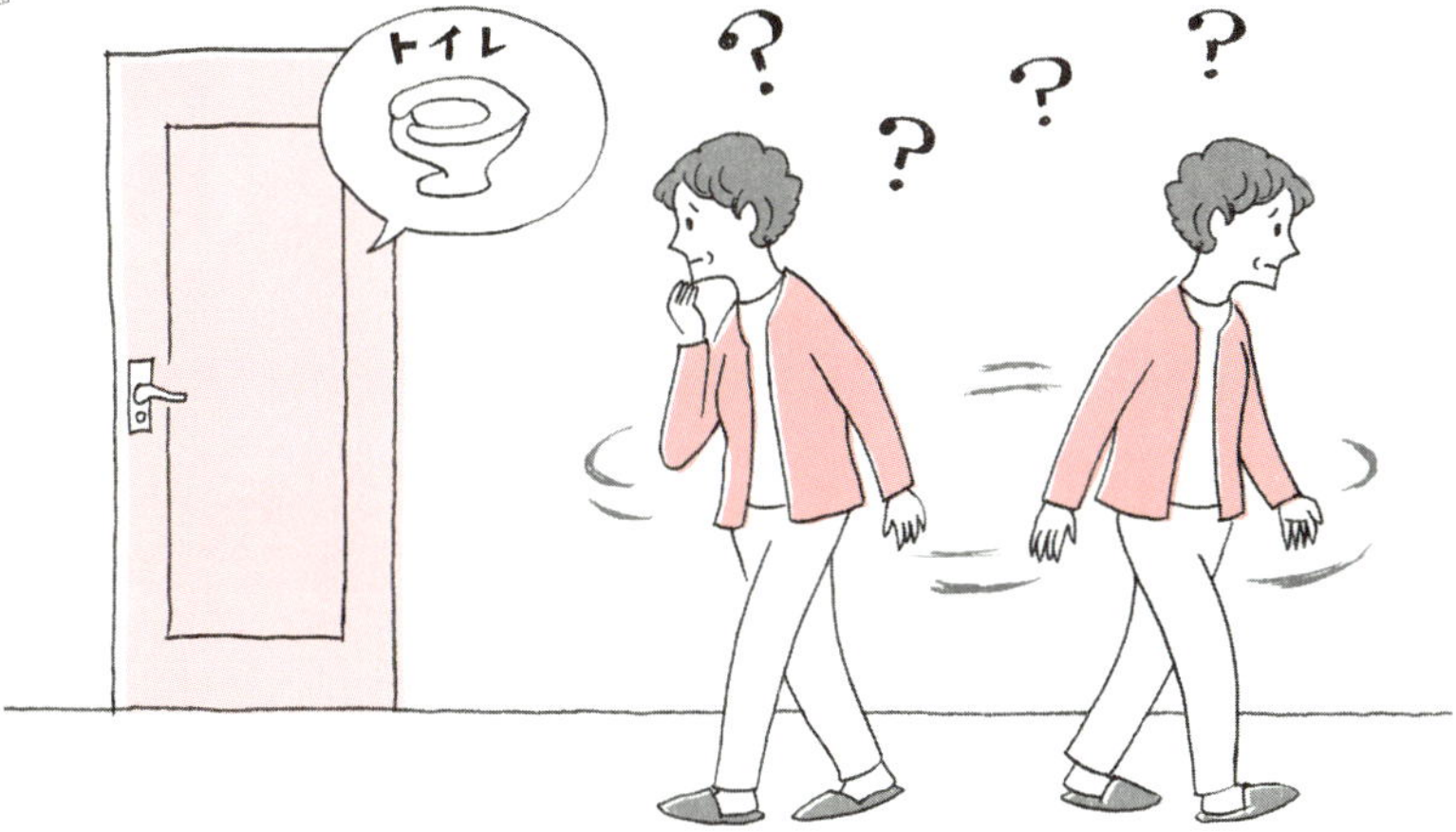

尿意や便意を感じにくくなっていることも
失禁の原因のひとつです。

普段の様子を観察して対処する

お義母さんがなるべく失禁しないですむような工夫をしましょう。**排尿や排便のリズムを把握して、タイミングを見て早めに誘導してトイレに誘う**ようにしましょう。

症状の進行によって判断力の低下が進むと、そこで用を足してよいかどうかの判断が鈍り、排泄の失敗が増えます。トイレの場所がわからないようであれば、大きく紙に書いてドアに貼るようにする、ドアを開けたままにしてトイレだとすぐにわかるようにするといった工夫が考えられます。

廊下など決まった場所で失禁してしまう場合にはそこに簡易トイレを置く、というのもひとつの方法です。服がうまく脱げずに間に合わないようであれば、着脱のしやすいものにしてみましょう。

Q 便をいじって困ります

父がおむつにした便をいじって周囲を汚し、後始末だけでなく、不衛生で大変困っています。

A おむつの不快感などがないか確認する

慌てず冷静な対応をする

便いじりは、介護をする人を困惑させる行動のひとつです。しかし、「どうしてこんなことをするの！」と強い口調で責めても、お父さんの不安や混乱を招くばかりです。プライドを傷つけられると、介護する人への反発心が生まれ、症状がひどくなることもあります。**慌てずに冷静な対応を心がけましょう。**

便いじりの原因には、おむつの蒸れやかぶれなどの不快感によるものがあります。認知症が進むと臭いがわからず、便が不潔なものだという認識も薄くなっています。

♥安心ケアの対処法

- ✤便いじりを見つけても、慌てずに冷静な対応を心がける。
- ✤おむつの蒸れやかぶれなどの不快感がないか、様子を見る。
- ✤おむつに便を残さないように、こまめに替える。

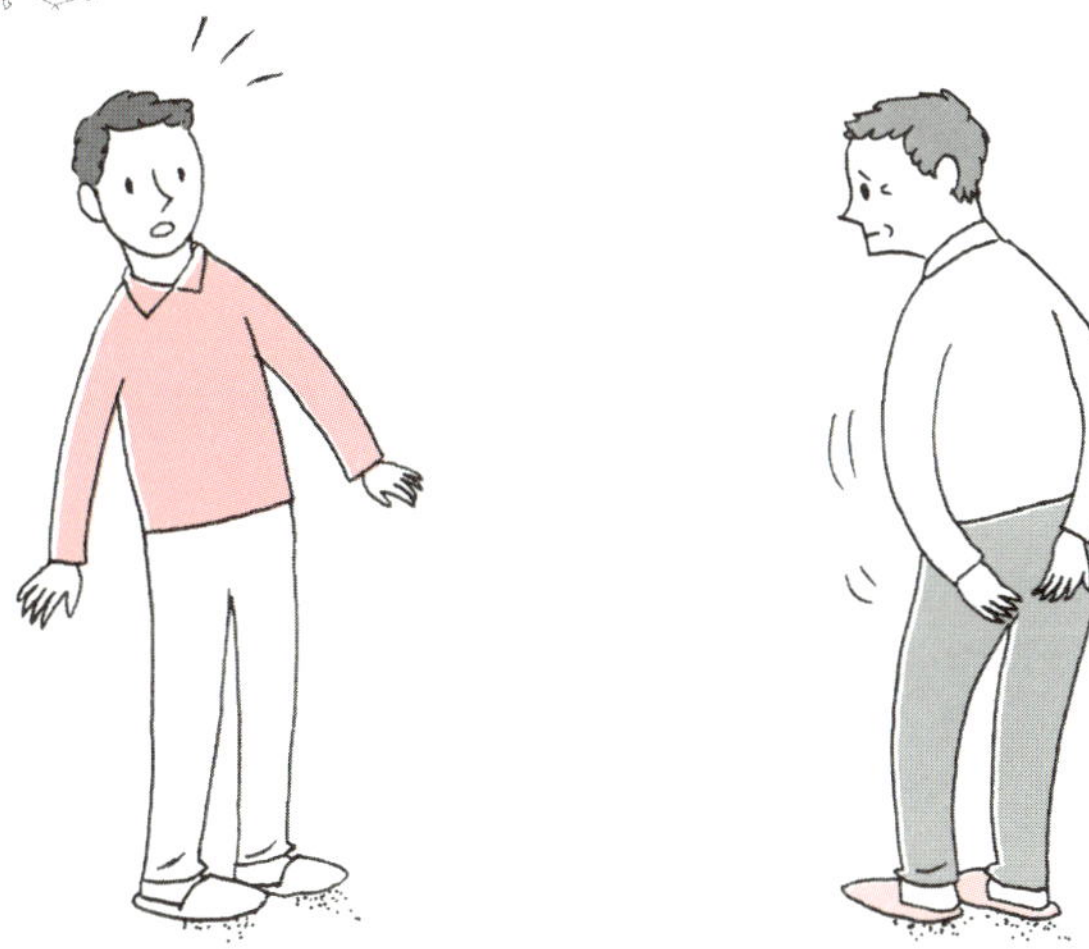

排便のタイミングを見極めて
トイレに誘いましょう。

ただ不快なところを触っているうちに、便が手についてしまい、それを壁などにこすりつけて取ろうとしているだけの場合もあります。

おむつが肌に合わない可能性もあるので、サイズやメーカーを変えてみるなどしてみましょう。

おむつに便を残さない

お尻をもぞもぞさせているのは便意を感じているサインなので、おむつをこまめに替えたり、排便しそうな時間にトイレに誘うなどして、いじる前におむつに便を残さないようにしましょう。

それでも便いじりがやまない場合は、ケアマネージャーなどの専門家に相談するようにしましょう。介護者の負担が増えて精神的に追い込まれないよう、ヘルパーを頼んだり、施設の利用を検討してもいいでしょう。

Q 家族がわからないようです

義父が孫のことを「どちらさまですか?」と尋ねるようになってしまいました。

♥安心ケアの対処法

- ✤ショックを与えないように、記憶を試すような質問をしない。
- ✤無理に思い出させずに、今までと同じように接する。
- ✤介護する人の気持ちはきちんと伝わっていることを理解する。

A 相手と自分の関係性がわからない状態です

記憶を試す行為はしない

認知症が進むと、家族の名前を間違えたり、相手が自分に対してどんな立場の人なのかわからなくなることがあります。過去の記憶にある人物と、現在の人物との区別や関係性が混乱していますが、こうした症状が現れ始めたからといって、**「この人は誰?」「この人のこと覚えてる?」などと質問して、お義父さんの記憶を試すのはやめましょう。**なんとか思い出してほしい、家族の名前と顔を忘れないようしてほしいと思ってのことだと思いますが、お義父さんは覚えているはずの名前を

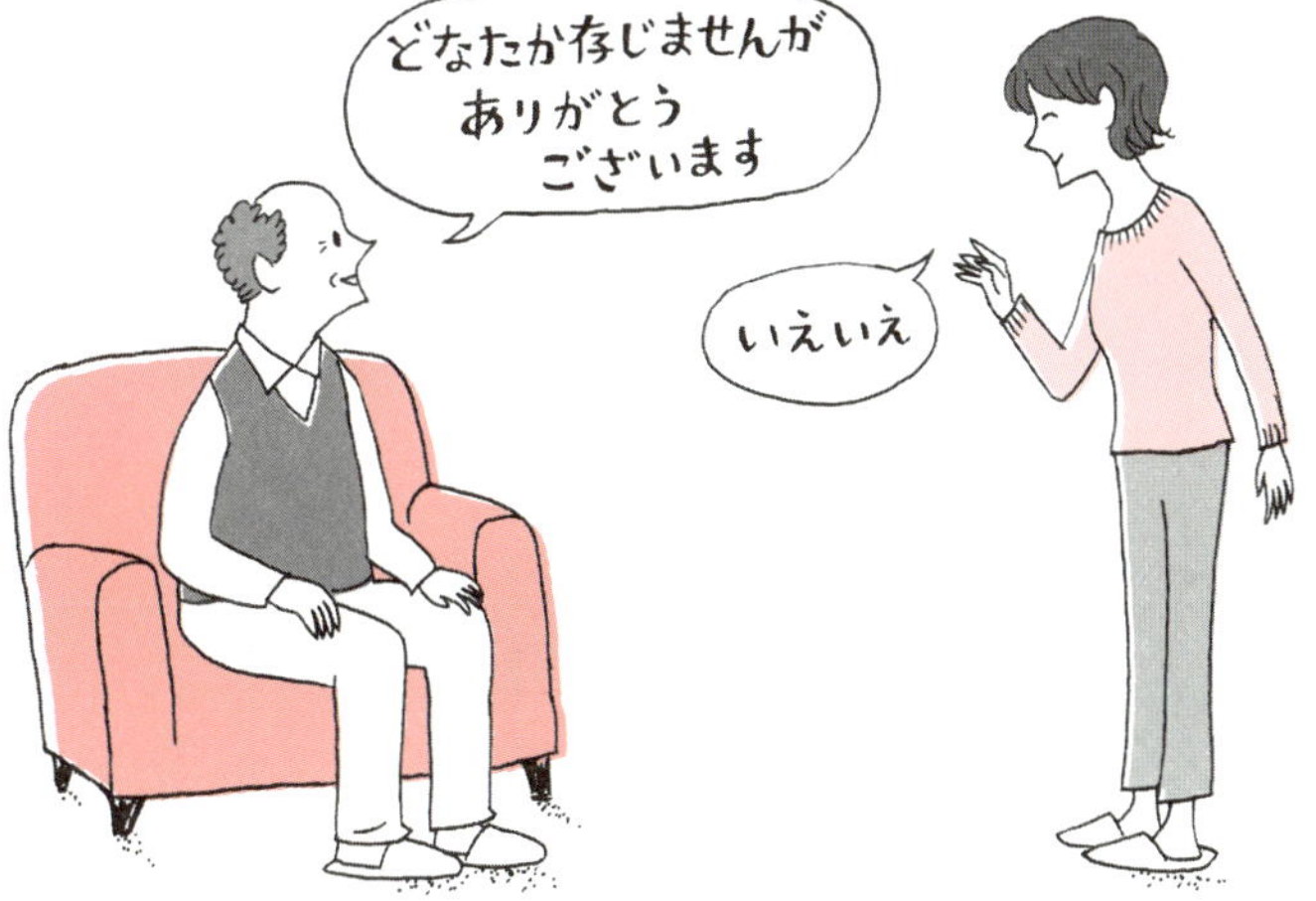
どなたか存じませんが
ありがとう
ございます
いえいえ

他人行儀なふるまいでも、笑顔で接しましょう。

覚えていない事実を何度も突きつけられることになり、ショックを受けます。

久しぶりに訪ねたときなどは、「孫の○○だよ」と声をかけながら話しかけるとよいでしょう。

新たに出会い直す気持ちで

一緒に暮らして毎日身のまわりの世話をしているにもかかわらず、名前を間違えられたり、他人行儀に「いつもありがとうございます」と言われると、残念な気持ちになるかもしれません。

名前や身近な人であることを忘れてしまっても、親身になって介護してくれる人への感謝の気持ちといった感情が失われるわけではありません。**寂しい気持ちは少し横に置き、毎回、新たに出会い直す気持ちで接していきましょう。** 介護する人が示す敬意をお義父さんはきちんと受け取っています。

Q 会話ができません

おしゃべりが好きだった母の言葉が減ってきて、家族との会話ができなくなりました。

A 理解や言葉を発するはたらきが悪くなっています

会話にならなくても話し続ける

コミュニケーションが取れず寂しいと感じるかもしれませんが、お母さんに話しかけ続けるようにしましょう。

認知症には、相手が話した内容を正しく理解できなくなる、言葉が流暢に出にくくなるといった症状があります。最初は複数のことを一度に言われると理解が難しい、物の名前が出にくい程度だったものが、繰り返し言われても理解できず、言葉の数が少なくなり、最終的には会話が成立しなくなります。

♥安心ケアの対処法

- コミュニケーションが取れなくても、話しかけ続ける。
- 笑顔で話しかけ、患者さんが穏やかな気持ちになるようにする。
- 表情やしぐさで感情を読み取るようにする。

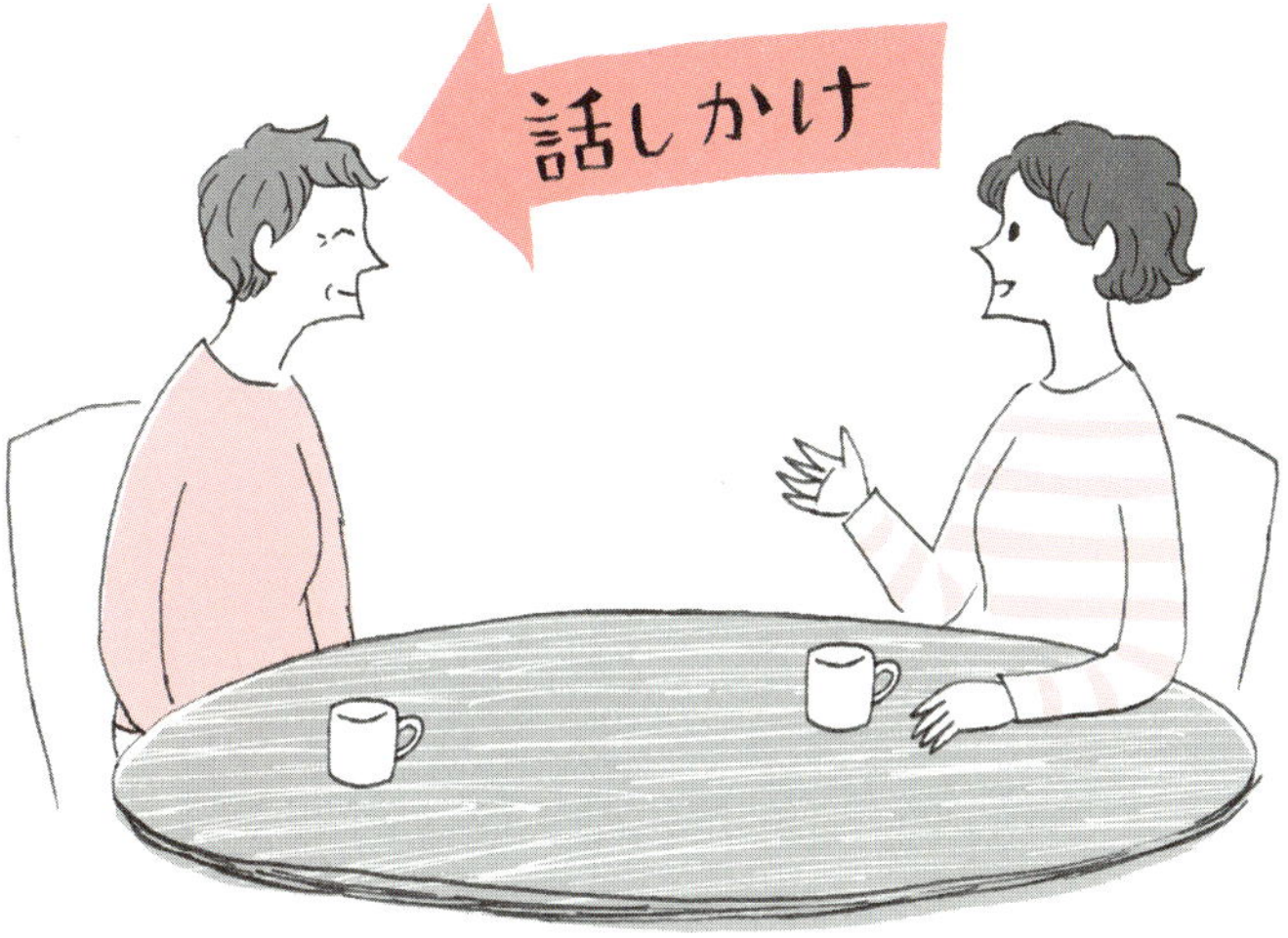

にこやかに話しかけ続けましょう。

表情やしぐさで感情を読み取る

会話ができない、理解し合えないからといって、まったく話しかけない人もいるようですが、いつもそばにいる人の感情は、本人にしっかりと伝わっています。

自分だけが一方的に話しかけていると思いがちですが、お母さんをよく観察してみてください。表情やしぐさには感情が表れるものです。長年一緒に暮らしてきたあなたならわかるお母さんの気持ちが見えてくるはずです。

話したり、理解する力が失われても、お母さんの感情は残っています。そばにいる人から笑顔で話しかけられれば、お母さんも嬉しく、穏やかな気持ちになれますので、できるだけ話しかけてあげるようにしましょう。

Q 1人で歩くのが困難です

夫の歩き方が歩幅の狭いゆっくりとしたもので、家の中でも転倒しそうで不安です。

A 歩行障害が出ているので、転倒に十分注意しましょう

急かさず、歩調を合わせる

後期に入って症状が進むと、歩行障害が出てきます。次第に狭い歩幅でゆっくりとしか歩けなくなり、階段の上り下りに介助が必要になります。歩くときに前後、あるいは片側に傾いたりする場合もあります。

ご心配の通り、**転倒しやすくなっているので十分注意しましょう。**転倒で骨折したりして入院を余儀なくされると、認知症のほかの症状が進んでしまうこともあります。決して急かさず、ゆっくりとご主人の歩調に合わせて行動するようにしてあ

♥安心ケアの対処法

- 決して急かさず、本人の歩調に合わせるようにする。
- 手すりをつけたり、段差を少なくしたりするなど、自宅のバリアフリー対策を検討する。
- 施設への入所も検討し始める。

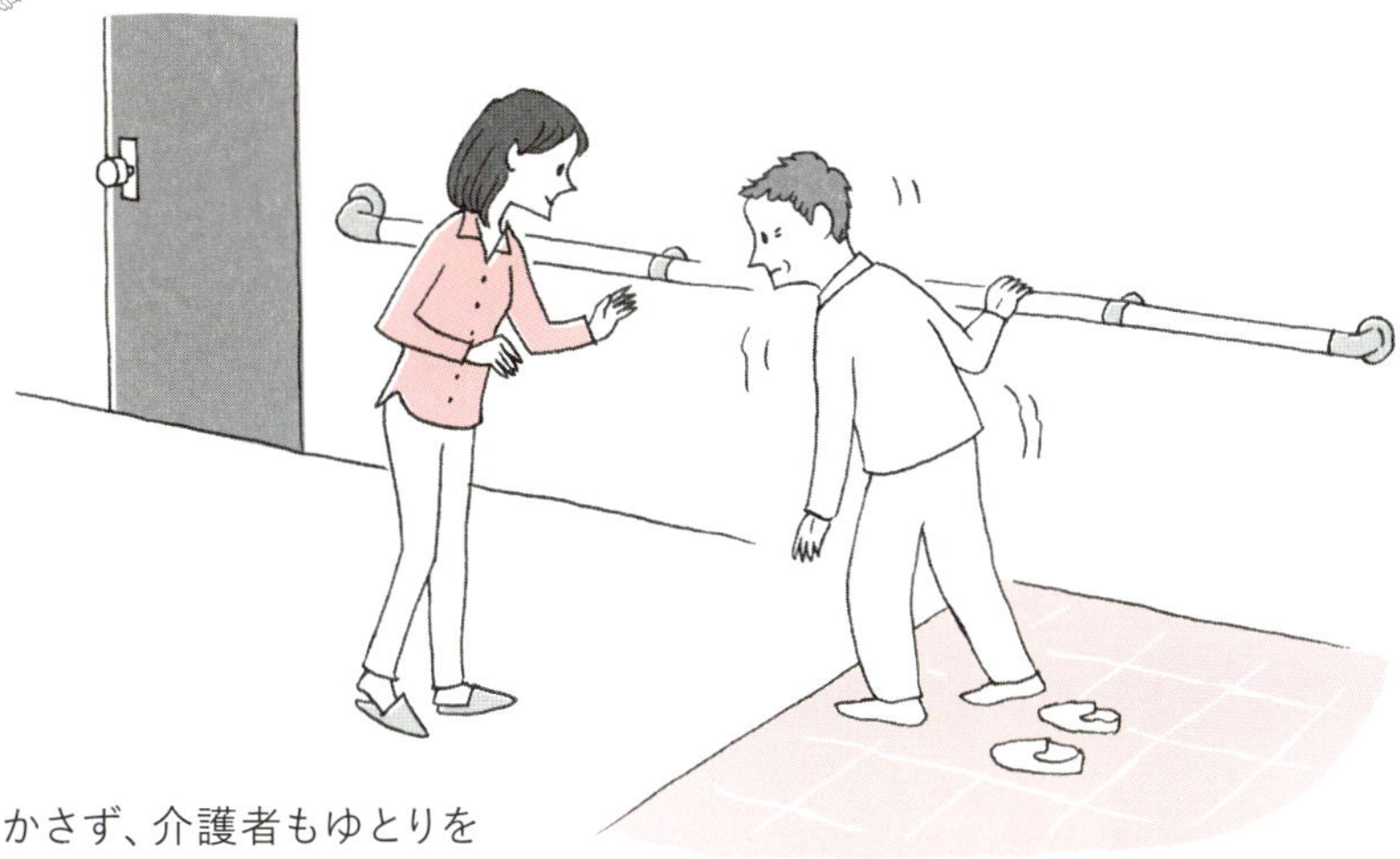

急かさず、介護者もゆとりを
もって接するように。

げましょう。

自宅のバリアフリー対策を

自宅の中の段差をなるべく少なくし、階段に滑り止め防止を施す、玄関やトイレ、浴室などに手すりをつけるなど、**本人がなるべく自力で安心して自宅内を歩けるようにサポートする**[*1]対策をすることも必要です。

歩行障害が現れるとどうしても行動範囲が狭くなってしまうため、次第に筋肉が硬くなったり衰えたりして身体能力が落ちていきます。車いすの利用が必要になり、いずれは寝たきりになるので、自宅で家族だけで介護することは難しくなる段階でもあります。

施設への入所を検討していく必要があるので、入所の準備をしておくようにしましょう。

＊1 介護保険が適用できる場合もあります➡p.178

Q 自宅介護がつらいです

妻の症状が進んでしまい、私も高齢のため自宅での介護が難しくなってきました。

A 施設への入所を検討しましょう

ふさわしい施設を探す

自宅での介護が難しくなってきたときは無理をせず、施設への入所を検討することも大事なことです。介護を家族以外の人に任せたからといって、夫婦やご家族としての責任を果たしていないというわけではありません。

施設はどこも入居者待ちでいっぱいとよくいわれますが、本人の症状が重い、家族が病気や入院で介護ができないなど、緊急度が高い場合には入居を優先されることもあります。地域にある施設の詳しい情報をもっているケアマネージャーに相談

♥安心ケアの対処法

- 無理をせずに、施設への入所を検討する。
- いくつかの施設を見学して、ふさわしい場所を選ぶ。
- ショートステイなどを定期的に利用して、慣れておく。

入所する介護施設を選ぶポイント

POINT 1
複数の施設を見学する
資料を取り寄せ、運営団体の信頼性やサービスの内容などを比較しながら、それぞれの施設の違いを見る。

POINT 2
複数名で見学に行く
1人ではなく、家族や親戚など複数名で行くことで、さまざまな視点から比較・検討できる。

POINT 3
介護の質に注目する
設備面だけでなく、スタッフの入居者への接し方、入居者の様子、食事やレクリエーション内容なども比較する。

POINT 4
通いやすさも考慮する
本人にふさわしい施設であると同時に、訪ねていくご家族にとって通いやすい場所かどうかも考える。

して入所できる施設を探してみましょう。施設には特別養護老人ホーム[*1]やグループホームなどいろいろなタイプがありますから、どのような施設がふさわしいか相談にのってもらうといいでしょう。

施設の利用に慣れておく

入居の際に本人が抵抗を示すときは、ケアマネージャーや施設のスタッフの助けを借りましょう。また、将来的に入居したいと考えている施設があれば、在宅介護のうちから施設が行うショートステイを定期的に利用し、スタッフや入居者と顔見知りになっておくことで、本人もご家族もはじめての施設に入所するよりも不安が軽くなります。

＊1「施設への入居を検討」➡p.186

近所にサポーターを増やす

老老介護や徘徊からの行方不明、高齢者の交通事故など、認知症をめぐるさまざまな社会問題に注目が集まり、ようやく認知症は特別な病気ではなく、誰もがかかる可能性のある病気であることが知られるようになってきました。それでもなお、患者さんの症状が進み、まちをウロウロと歩き回るようなことがあると、ご家族は恥ずかしいからと外出を控えさせるといったことがあります。

しかし、社会との関わりを断ち地域から孤立することは、本人にとっても、介護するご家族にとっても、デメリットだけでメリットはありません。

認知症とわかった時点で、近所の人にもできるだけ事情を伝えておきましょう。もし、親しいつき合いのある人がいれば、「この頃、少し様子がおかしいかも?」とうすうす感じていたはずです。認知症とわかれば、近所の人も助けの手を差し伸べやすくなります。

昔のような近所づき合いも今では少なくなり、マンションなどで暮らしていると隣にどんな人が住んでいるのか知らないこともあります。あいさつ程度のつき合い

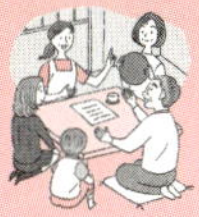

しかなくても、思い切って交流をもってみましょう。恥ずかしい、迷惑をかけるかもしれないとびくびくしているよりも、先に認知症である事実を説明しておけば心が軽くなるはずです。

誰もが家族や親戚に認知症の人がいる時代になったら、認知症は他人ごとではない病気です。お互いに気にかけ合うなど、助け合える環境をつくっておきましょう。

介護地図で介護環境を見直す

近所づき合いをつくるのと同時に、自分たちの日常生活の中で関係する人や施設を整理し、図面化した「介護地図」をつくることをおすすめします。

自分達が社会でどんな位置にあるのか、普段どんなつながりをもっているのかを視覚的に把握することで、介護環境の見直しに役立ちます。また、よく立ち寄る場所なども書き込んでおくと、徘徊したときなどに探す場所の手助けにもなります。

こうした「介護地図」を2~3年ごとにつくり直すことで、環境や人間関係の変化に気づき、状況に応じた介護に取り組めます。

介護地図の例

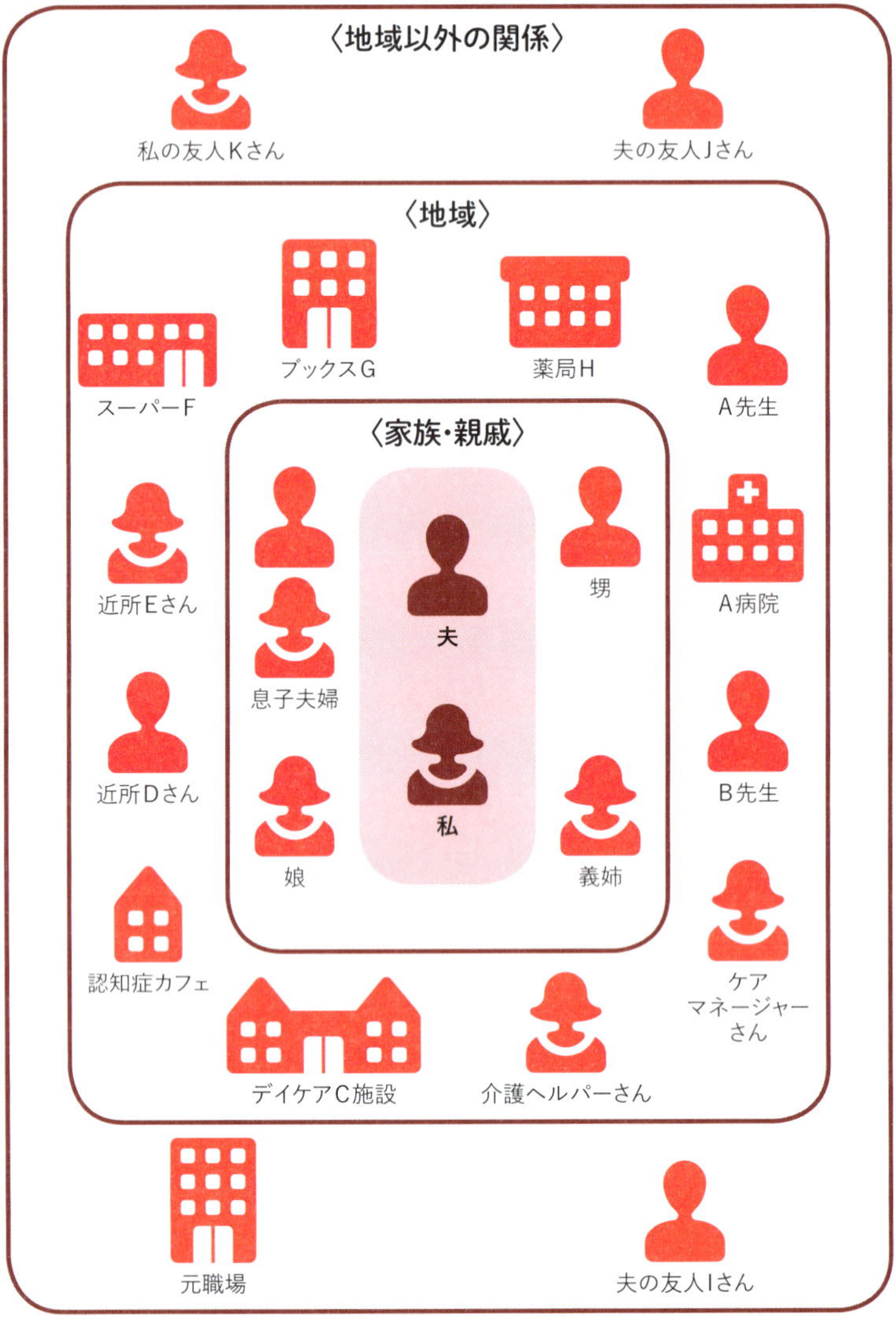
〈地域以外の関係〉
私の友人Kさん
夫の友人Jさん
〈地域〉
スーパーF
ブックスG
薬局H
A先生
〈家族・親戚〉
夫
私
息子夫婦
娘
甥
義姉
近所Eさん
近所Dさん
認知症カフェ
A病院
B先生
ケア
マネージャー
さん
デイケアC施設
介護ヘルパーさん
元職場
夫の友人Iさん

PART 5

認知症を正しく知る

認知症がどのような病気なのかを正しく知ることは、
症状の対応に役立ちます。脳の働きと問題について詳しく紹介します。

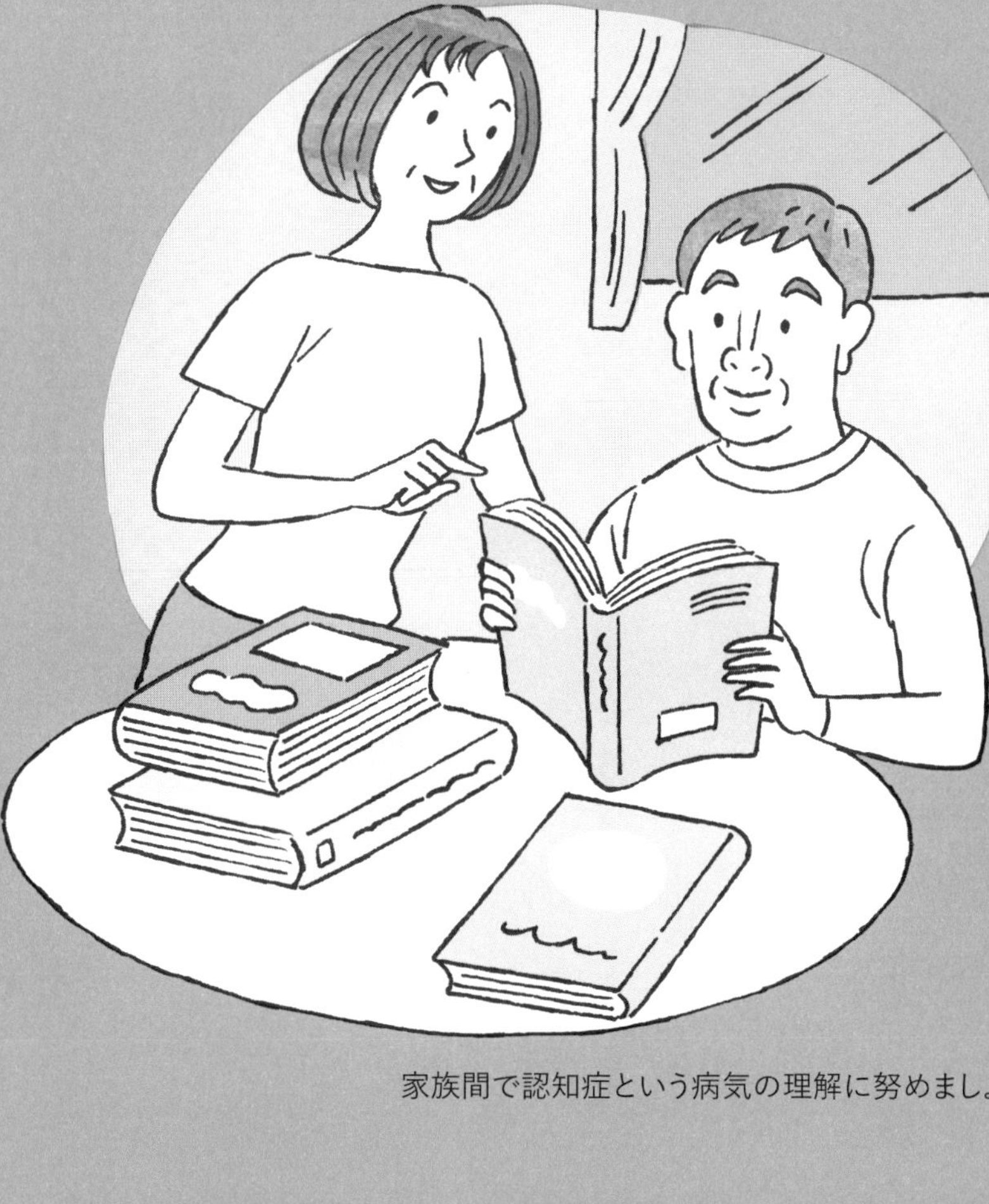

家族間で認知症という病気の理解に努めましょう。

認知症を早期発見するために

- 認知症は誰でもかかる可能性のある病気。
- 家族のコミュニケーションを増やし、変化に早めに気づけるように。
- 恐れる前にかかりつけ医に相談する。

認知症は誰でもかかる病気

現在、日本の65歳以上の認知症の高齢者は全国で462万人。高齢者の4人に1人が認知症の患者、またはその予備軍とされ、今後、65歳未満の若年性認知症は約3万8千人と推定されています。2025年には約5人に1人になるとも予測されています。

無気力やもの忘れの症状があっても、過労やうつ病ではないかと思い、認知症を見過ごしてしまうことがあります。若年性は高齢者よりも進行がやや速いため、早期の発見と早期の治療開始がより重要になります。

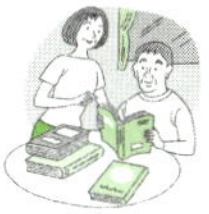

認知症の高齢者は増え続ける

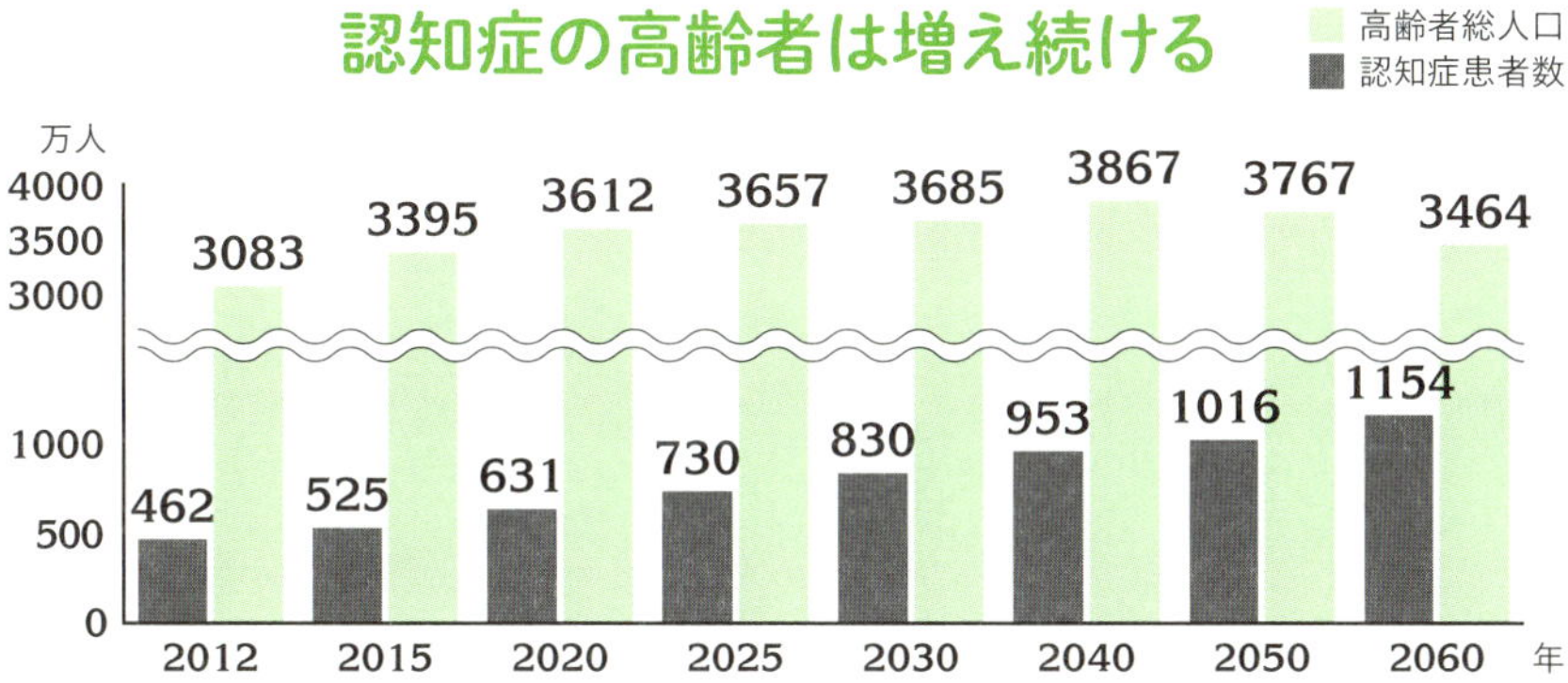

※各年齢層の認知症有病率が2012年以降も上昇すると仮定した場合の将来推計。高齢者は65歳以上を対象
厚生労働科学特別研究事業「日本における認知症の高齢者人口の将来推計に関する研究」報告書より作成

「おかしいな？」と思ったら受診する

「老化のせい」「忙しくて疲れているから」などと思い込んでいるうちに、病気は徐々に進行してしまいます。

認知症を疑っていても実際には違う病気であったり、治る認知症の可能性もあります。[*1] また、認知症だとしても早く治療を始めることで進行を緩やかにし、長く元気に暮らすこともできます。

早期発見と早期治療が認知症に取り組む第一歩です。「何か様子がおかしいな？」と感じたときにお互いに素直に相談し合えるように、普段から家族間でのコミュニケーションを円滑にしておきましょう。

そして、様子を観察しながらかかりつけ医に相談して、早めに診察を受けるようにしましょう。

＊1「治る可能性のある認知症」➡p.148

治る可能性のある認知症

- 認知症の症状が現れる病気はたくさんある。
- 原因となる病気を治療すれば、認知症が治るものもある。
- 適切な診断と治療のためにも早めの受診を。

認知症の症状が現れるほかの病気もある

認知症の症状が現れる病気はたくさんあります。これらの中には**原因となる病気を適切に治療すれば、回復の可能性が見込めるものもあります。**それが、正常圧水頭症《せいじょうあつすいとうしょう》や慢性硬膜下血腫《まんせいこうまくかけつしゅ》、甲状腺機能低下症《こうじょうせんきのうていかしょう》、脳腫瘍《のうしゅよう》です。

それぞれの病気の治療をすることで改善できますが、高齢者は風邪、頭痛、便秘などの体調の変化、入院、転居などの環境の変化によっても認知症のような症状が出る場合があります。また、薬の飲み合わせの副作用でもの忘れが増すこともあります。これらの原因が改善されれば、症状は改善されます。

主な治る認知症の原因と治療

	正常圧水頭症《せいじょうあつすいとうしょう》	慢性硬膜下血腫《まんせいこうまくかけつしゅ》
原因	• 脳に髄液が溜まり、脳室が圧迫される状態。	• 転倒や打撲の衝撃によって脳に血液が溜まる。
症状	• もの忘れをはじめとする記憶障害、歩行困難、尿失禁。 • アルツハイマー病の初期症状とよく似ているため、誤診されてしまうことも。	• もの忘れが起こる。 • 足を引きずる、手が上がりにくい。 • トイレが間に合わない。
治療	• 外科手術で髄液を排除して、脳室の大きさを戻す。	• 外科手術で血腫を取りのぞくと改善する。

	甲状腺機能低下症《こうじょうせんきのうていかしょう》	脳腫瘍《のうしゅよう》
原因	• 甲状腺ホルモンの分泌が低下する。 • 代謝が悪くなり、脳のはたらきが低下する。	• 頭蓋骨の内側に腫瘍ができて脳が圧迫される。 • 原発性脳腫瘍と転移性脳腫瘍がある。
症状	• もの忘れや意欲の低下。 • 全身がだるい、寒い、皮膚が乾燥するといった症状も現れる。	• 頭痛、めまい、吐き気、けいれん発作。 • 高齢者では認知症の症状が起こることもある。
治療	• 甲状腺ホルモンを補充する治療で改善する。	• 放射線治療、化学療法、手術などで腫瘍を取りのぞく。

「軽度認知障害」とは

- 記憶障害はあるが、ほかの認知機能は正常な状態。
- 生活習慣病の予防で改善が可能。認知症に移行する率が高い。
- 認知症に移行していないか、定期的に受診をする。

認知症の一歩手前の状態

もの忘れなどの記憶障害があっても、食事をする、着替えをするといった動作は正常で日常生活に支障がない状態を、軽度認知障害（ＭＣＩ）と言います。献立を決めて料理する、時間を調べて電車に乗って移動するといった行動も対応することができます。この**認知症の一歩手前の状態と言える軽度認知障害と診断される人が増えています。**

軽度認知障害と診断された人すべてが認知症になるわけではありませんが、認知機能の低下が続くとやがて認知症に移行していく確率が高いとされています。軽度認知

軽度認知障害の特徴

- もの忘れがあると自覚している。
- 身のまわりのことは自分でできるので、日常生活に支障がない。
- もの忘れはあるが、ほかの認知機能は正常。
- 本人以外の人から見てももの忘れがあると気づく。
- 認知症ではない。

障害のままの状態がずっと続いていく人もいますが、3年間で約30％の人は認知症へとステージが進行すると言われています。

定期的なチェックをする

しかし、どのような人が認知症に進行するのか、どのようにすれば認知症にならないかといった点は研究段階です。

軽度認知障害と診断されたからといって過剰に心配する必要はありませんが、**食習慣の見直しやウォーキングなどの適度な運動で生活習慣病の予防をし、いろいろな人とコミュニケーションを取る、規則正しい生活リズムを守るなど、認知機能[*1]を重点的に使うことで発症を防いだり、進行を遅らせることができます。**

また、定期的に受診するようにして、進行具合をチェックしておくとよいでしょう。

＊1 「認知機能」➡p.28

認知症と脳のしくみ

- 脳の神経細胞が死滅すると、脳機能が低下する。
- 脳は部位によってそれぞれ役割が違う。
- 脳機能が低下した場所によって、認知症の種類が違う。

情報の巨大なネットワーク

脳は膨大な神経細胞からできています。一つひとつの神経細胞は独立していますが、神経伝達物資を通して情報を伝え合い、巨大なネットワークをつくって私たちの体をコントロールしています。脳に何らかの障害が起こり、神経細胞が死滅したり、神経伝達物質のはたらきが悪くなると、脳機能は低下します。

脳には大脳《だいのう》、小脳《しょうのう》、脳幹《のうかん》と大きく3つの部位があります。大脳の外側部分の大脳皮質は前頭葉《ぜんとうよう》、側頭葉《そくとうよう》、頭頂葉《とうちょうよう》、後頭葉《こうとうよう》と4つの葉に分けることができ、それぞれに違った役割があります。内側には大脳辺縁系《だいのうへんえんけい》があり海馬《かいば》や扁桃体《へんとうたい》があります。

脳の主な部位と役割

大脳

言語、思考、感情、記憶、感覚など人間らしい活動の中枢となる部位

（外側）

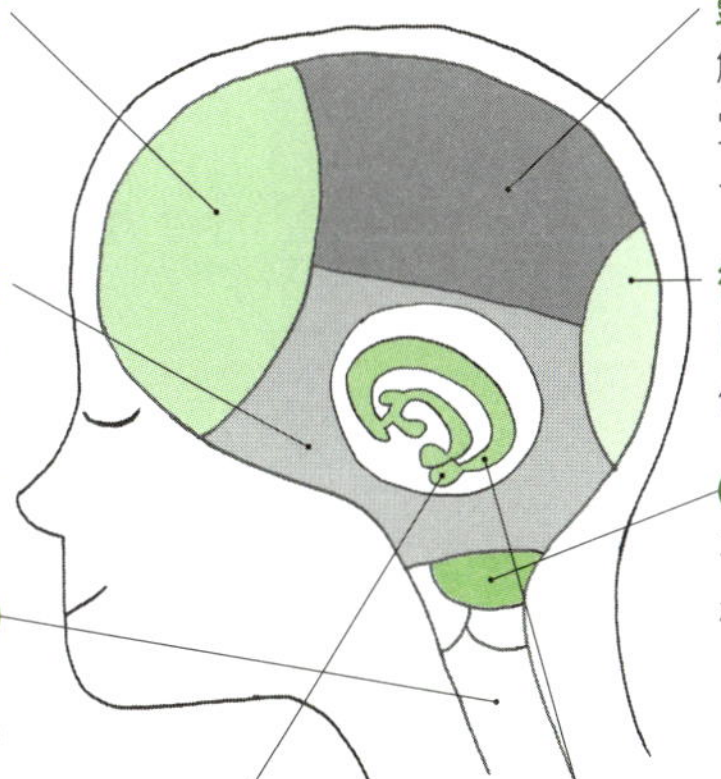

前頭葉
実行機能、思考・意欲・感情・創造といった複雑な精神活動を担当

頭頂葉
触覚、視覚、味覚などの感覚、読み書き、計算、空間や場所の認識に関わる

側頭葉
聴覚や視覚の情報を統合して、音、色、形を認識、言語を理解、記憶を保管・抽出する活動を担当

後頭葉
目の網膜に映し出された画像の処理を担当

小脳
平衡感覚と筋肉運動の中枢となる部位

脳幹
体内時計、自律神経、本能、ホルモン分泌など生命維持の中枢となる部位

大脳辺縁系

（内側）

扁桃体
好き嫌い、喜怒哀楽など感情のはたらきに関わる

海馬
視覚や聴覚、嗅覚、味覚、触覚から受け取ったばかりの情報を一時的に保管する

アルツハイマー病の病変は側頭葉の内側にある海馬から始まり、頭頂葉へと広がります。新しい記憶の一時保管場所である海馬のはたらきが悪くなり、もの忘れの症状が現れるようになります。

血管性認知症の場合は、脳梗塞などによって血栓や血管の損傷によって血流が途絶え、その部分の神経細胞が死滅するなどして脳機能が低下します。**レビー小体型認知症**は、後頭葉や頭頂葉が障害されます。**前頭側頭型認知症**は、大脳皮質の前方にある前頭葉や側頭葉の部分が委縮します。脳画像検査により、部位を見極めて診断や治療の参考にします。

認知症の診断方法

- 問診、神経心理検査、画像検査などで総合的に診断される。
- 普段の様子を正確に伝えるために、家族が付き添う。
- 問診前に症状やこれまでの病歴などについてまとめておく。

医師の問診を受ける

認知症の診察は、病院によって違いはありますが、多くはまず医師が問診を行います。どのような症状があるのか、いつ頃から始まったのか、またどのように困っているのかを尋ね、その際に本人の表情や受け答えを観察します。家族からは普段の生活の様子を聞き、家族構成や略歴、病歴などについても確認します。

本人が困ったときの状況を詳しく話すことができればよいのですが、認知症であることを認めたくない意識がはたらくと、わからないことやできないことを隠して取り繕《つくろ》ったり、言い訳をしたりすることがあります。**適切な診断を受けるために、**

受診前に家族が確認しておくこと

- いつ頃から症状が起き始めたか
- 発症前後に何か出来事があったか
- 本人は症状が起きていることに気づいているか
- 症状の進み具合は速い？ ゆっくり？ 変わらない？
- 困っている症状があればそれはいつ頃からか
- 症状は日や時間帯によって変化があるか
- 普段の生活状態、喫煙・飲酒の有無
- 高血圧や糖尿病などの病気があるか
- 服用している薬があればその種類と服用期間
- 過去の病気や手術、事故の経験があるか
- そのほか気になっていること

普段の様子をよく知る家族が付き添いましょう。ご家族は、気になっている症状やこれまでの病歴などを整理しておくとよいでしょう。

記憶力・判断力の検査を受ける

その後、神経心理検査が行われます。記憶力や判断力を検査するもので、ＭＭＳＥ、長谷川式簡易知能評価スケールなどいくつかの種類があり、いずれも10分程度の質問形式です。

たとえばＭＭＳＥは「今日は何年ですか」「今日は何月ですか」、「ここは何県ですか」「ここは何階ですか」といった時間や場所の把握に関する質問に始まり、無関係の3つの言葉を繰り返させ、あとでもう一度、3つの言葉が何だったかを思い出させる質問などで構成されます。

画像検査で脳の状態を確認する

ＣＴＩやＭＲＩなどの形態画像検査では脳の状態を調べます。脳の全体的委縮状態や脳梗塞、脳出血、慢性硬膜下血種、生常圧水頭症、脳腫瘍、脳動脈瘤などのさまざまな病変がないかを確認します。

アルツハイマー病の場合は脳の委縮が見られ、脳血管性であれば脳梗塞や脳出血が確認できます。ただし、健康な人でも加齢とともに脳の委縮は起こるため、初期のうちは脳の委縮だけでは判断できないこともあります。

そこで、ＳＰＥＣＴ《スペクト》やＰＥＴ《ペット》と呼ばれる機能画像検査で脳の血液の流れを調べます。アルツハイマー病やレビー小体型では、脳のある特定の部分で血流が低下したり、糖代謝が低下します。ただし、こうした機能画像審査を受けられる施設はまだ限られています。

さらに、全身の病気の有無を確認するために血液検査や心電図検査、レントゲン検査などが行われ、これらすべての検査結果を総合的に見て認知症かどうかが診断されます。

アルツハイマー病の脳画像

頭部MRI検査

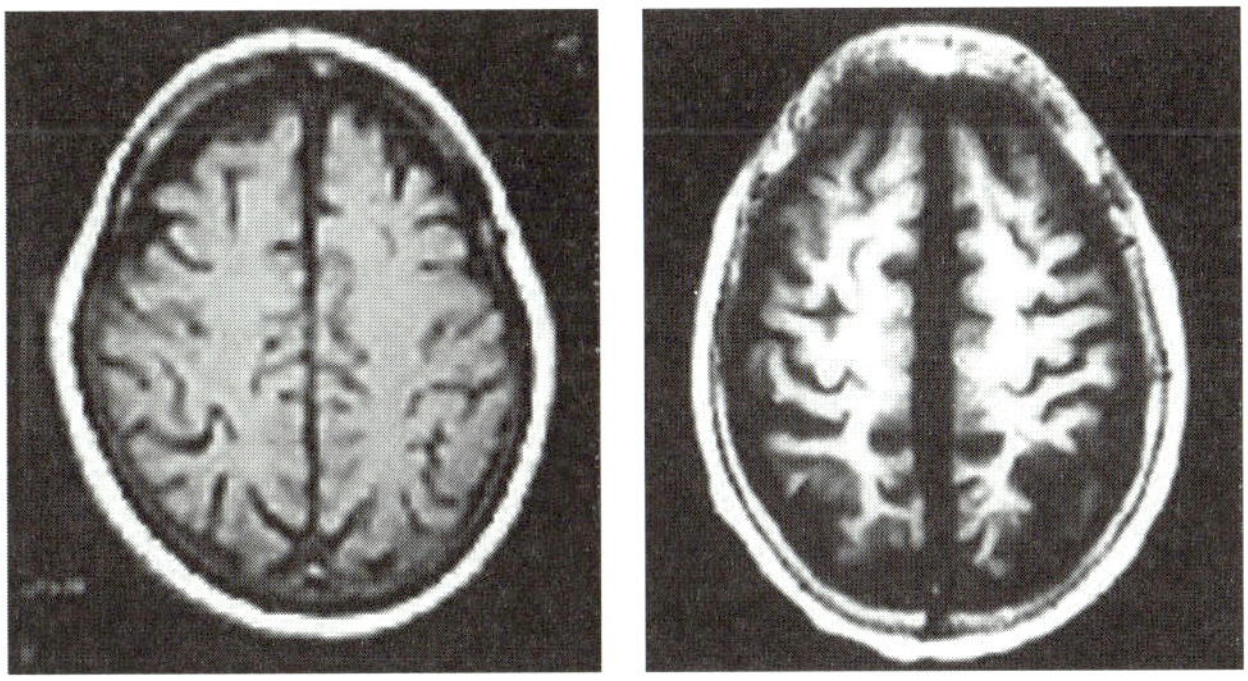

健常者　アルツハイマー病

アルツハイマー病の脳には萎縮が見られる

脳血流SPECT検査

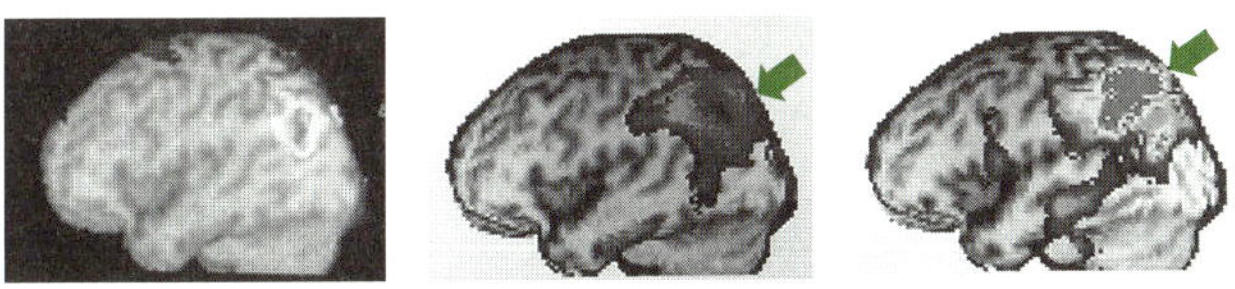

健常者　アルツハイマー病（軽度障害）　アルツハイマー病（中等度障害）

頭頂葉を中心に血流が悪くなり脳活動の低下が見られる

頭部PET検査

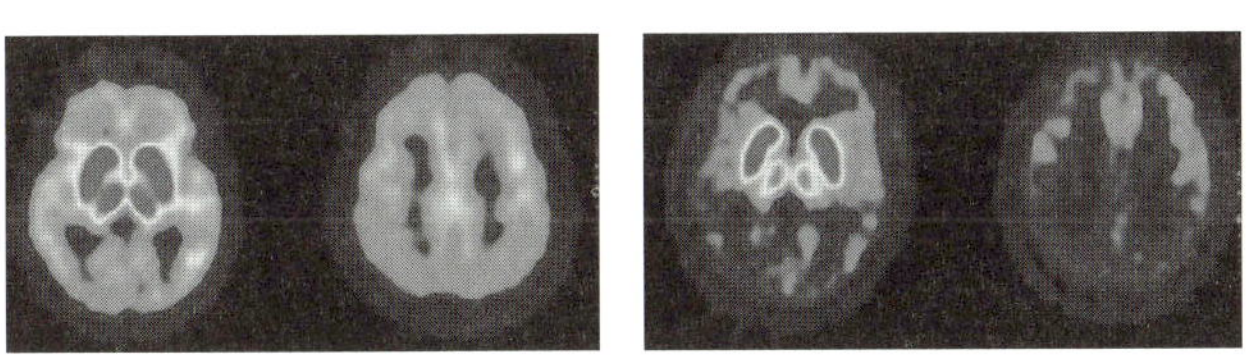

健常者　アルツハイマー病

アセチルコリン合成酵素活性の低下が見られる

アルツハイマー病

- 全経過が15～25年と長く、ゆるやかに進行する。
- いつから病気が始まったかわからないことも多い。
- わからなくなったこと、覚えていないことを取り繕《つくろ》おうとする。

ゆっくりともの忘れの症状が進行する

全経過が15～25年と長く、いつ発症したかよくわからないほどゆるやかに発症してゆっくりと進行していきます。発症後の進行度は大きく初期、中期、後期の3つに分けられます。

脳の中心にある海馬[*1]は、外界からの情報を集めて新しい記憶を短期間保管する器官です。アルツハイマー病では、まずこの海馬の委縮が始まり、外側にある記憶を保管・抽出する側頭葉[*2]へと広がり、はたらきが衰えていきます。**一時的に記憶する、記憶を長く留めておくことが難しくなるので、同じことを何度も聞く、大事なもの**

＊1「海馬」➡p.153　＊2「側頭葉」➡p.153

アルツハイマー病の症状の現れ

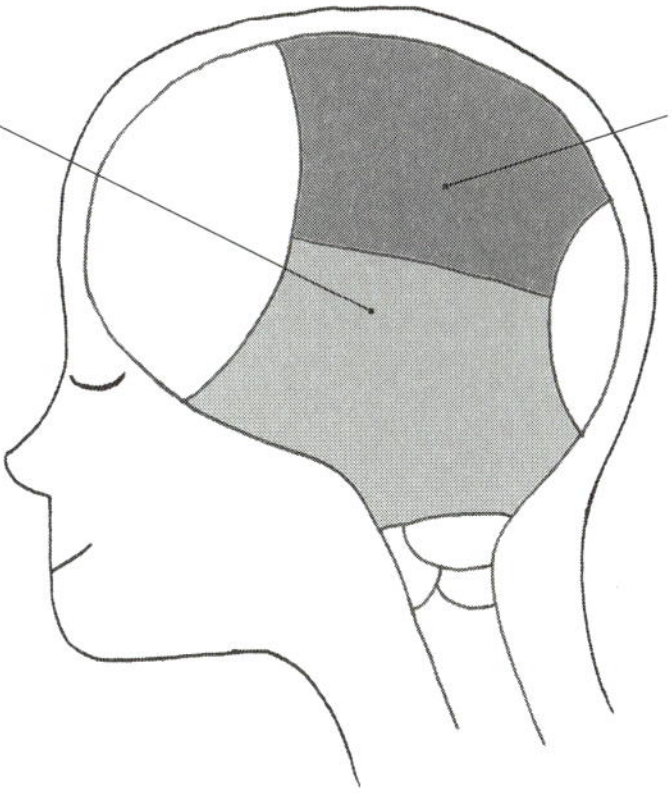

側頭葉が委縮する

記憶、言語、嗅覚などの情報処理のはたらきが衰える

- 何度も同じことを聞く
- 財布の保管場所がわからなくなる

頭頂葉が委縮する

空間や場所の認識、計算、感覚情報の処理などのはたらきが衰える

- 簡単な計算ができなくなる
- 日付がわからなくなる
- 道に迷う

をどこにしまったかわからなくなるといった、もの忘れの症状（記憶障害[*3]）がよく見られるようになります。

また、簡単な計算ができなくなる、判断力や集中力が衰える、意欲が低下するといった症状も現れます。わからないことやできなくなってしまったことを取り繕《つくろ》うのはアルツハイマー病の初期症状の特徴です。

やがて、**ものごとを計画的に段取りよく進められなくなる（実行機能障害[*4]）、日付や時間、自分のいる場所がわからなくなる（見当識障害[*5]）**といった症状が現れ、少しずつ進行していきます。

初期段階ではあまり日常生活に不便を感じることなく自立した生活ができますが、中期に入ると症状の進行がやや早まり、話すこと、食べること、歩行が困難になって介助なしでは日常生活を送る

＊3「記憶障害」➡p.30　＊4「実行機能障害」➡p.30　＊5「見当識障害」➡p.30

ことが困難になります。

記憶障害、実行機能障害、見当識障害などの症状によって日常生活に支障をきたし始めると、まわりの人との関係を築きにくくなってきます。そのため抑うつ、妄想、暴言、徘徊などといった行動心理症状[*1]（ＢＰＳＤ）が現れやすくなります。

神経細胞内の繊維がねじれる

40歳ぐらいからの中年期になると、脳の大脳皮質や海馬の神経細胞のまわりにアミロイドβ《ベータ》たんぱくという、本来、脳から排出されるべきはずの老廃物が蓄積され始めます。10年ほど経つとこのアミロイドβたんぱくは老人斑というシミになります。そこからさらに10年ほど経つと、神経細胞内にタウたんぱくと呼ばれる異常なたんぱく質が蓄積され、細胞内の繊維がらせん状にねじれてしまう神経原繊維変化《しんけいげんせんいへんか》が起こります。

このように神経細胞は死滅していくため、脳が委縮し、神経細胞のネットワークが壊れて、アルツハイマー病を発症すると考えられています。ただし、最初の段階から実際にもの忘れなどの症状がはっきりと現れるまでには20年以上かかると言わ

＊1「行動心理症状（BPSD）」➡p.31

れています。
こうした脳の病変はアルツハイマー病に限定したものではなく、老人斑は一般的な高齢者の脳でもよくみられます。また、老人斑があってもアルツハイマー病を発症しない人もいるため、発症の詳しい原因解明はまだ研究途上です。

初期のほうが薬の効果が持続する

原因がはっきりせず対策の立てにくい病気ですが、**初期段階での発見が可能で、進行を遅らせる治療薬は開発されています。**

アルツハイマー病では、アセチルコリンと呼ばれる神経伝達物質の経路に障害が起こり、アセチルコリンの濃度が低下することもわかっています。アセチルコリンは記憶や学習に関する情報を伝達するため、この物質の量が減少すると認知機能の低下が起こるのです。

薬物治療ではアセチルコリンの分解酵素のはたらきを妨げる治療薬が多く使われています。初期のほうが薬の効果が出やすく、持続することもわかっています。早期の発見、早期の治療が大切だと言われるのはこのためです。

血管性《けっかんせい》認知症

- 脳血管障害が原因となって起こる。
- 生活習慣病を抱えている男性に多く発症が見られる。
- 脳血管障害の再発をコントロールする治療が重要である。

脳卒中の発作を繰り返すたびに悪化する

50～60歳以上の男性に多く、脳梗塞《のうこうそく》や脳出血、くも膜下出血といった脳血管障害の発症をきっかけに脳の神経細胞のはたらきが悪くなったり、死滅して認知症が発症しますが、脳以外の場所でできた血栓が脳に運ばれて血管障害を起こす場合もあります。発症時期が比較的はっきりしていますが、中には自覚症状のない小さな脳梗塞を繰り返すうちに、認知機能が少しずつ障害されて認知症を発症することもあります。

血管性認知症は、脳血管障害の再発予防が最も大切です。一度脳血管障害を起こ

血管性認知症の症状の現れ

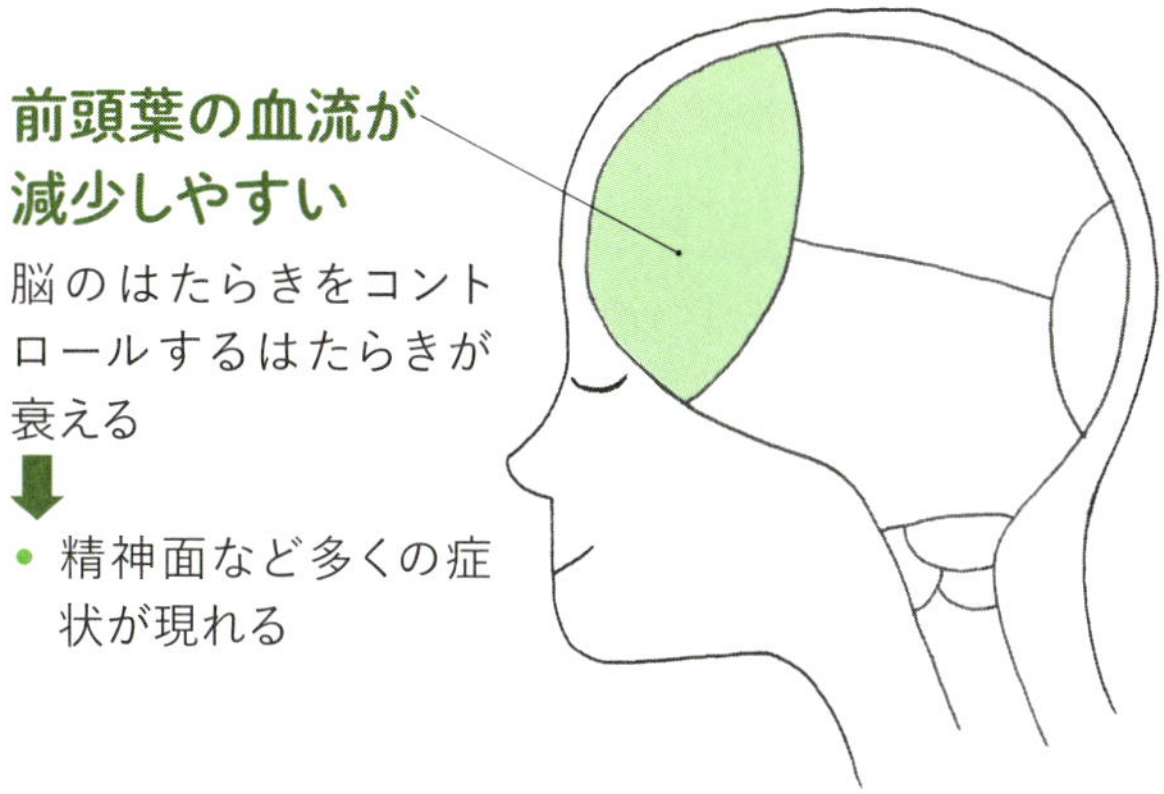
前頭葉の血流が減少しやすい
脳のはたらきをコントロールするはたらきが衰える
・精神面など多くの症状が現れる

しても、その後の再発を予防できれば、認知症の発症や進行を抑えることができます。

　脳血管障害の原因のひとつである動脈硬化を防ぐためには、糖尿病、高血圧、脂質異常症などの生活習慣病に注意する必要があります。喫煙や運動不足、肥満なども危険因子と言われ、禁煙や脂肪分の多い食事を控える、ウォーキングなどの軽い運動をするといった生活そのものを見直す努力をして、危険な再発を予防し、すでにこれらの疾患をもっている場合は治療も必要です。

　また、アルツハイマー病の人が脳梗塞や脳出血を起こしたり、血管性の人がアルツハイマー病を併発したりすることもあります。混合型認知症と言われ、診断が難しく、治療の効果も現れにくくなっています。

脳血管障害の主な種類

血管が破れる

くも膜下出血

動脈瘤《どうみゃくりゅう》が破裂して、脳を覆《おお》う軟膜《なんまく》と、くも膜との間に出血する

脳出血

高血圧などが原因で、脳の血管が破れて出血する

血管が詰まる

脳梗塞《のうこうそく》

脳の血管が動脈硬化で細くなったり、血栓で血管が詰まったりして血流が途絶えることで起こる

血管性認知症の進行の仕方

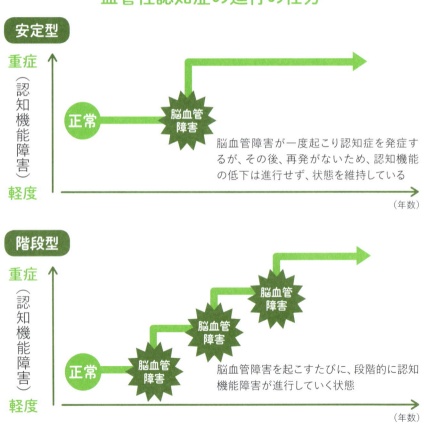

安定型

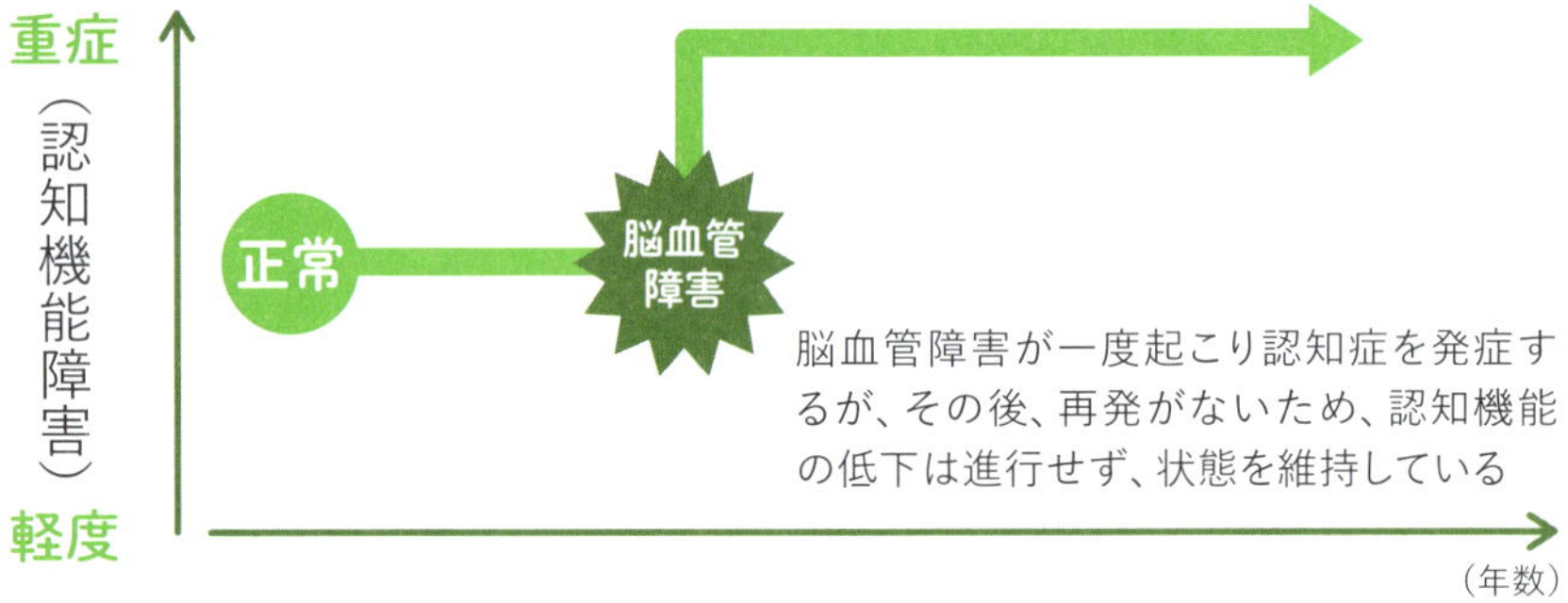

重症
（認知機能障害）
軽度
正常

階段型

脳血管障害が一度起こり認知症を発症するが、その後、再発がないため、認知機能の低下は進行せず、状態を維持している
（年数）

脳血管障害を起こすたびに、段階的に認知機能障害が進行していく状態
（年数）

重症
（認知機能障害）
軽度
正常

記憶障害よりも実行機能障害が目立つ

血管性認知症は脳血管障害の発作後に時間を置いて数か月後に発症します。初期の頃は、**意欲が低下して無気力、無表情、無感情になる**様子が見られます。また、**動作や反応が遅くなる、仕事や家事などの手順がわからなくなる、判断力が低下する**といった症状も現れます。

記憶障害が比較的軽いことから、自分で脳のはたらきが低下していることを認識しやすく、その**ストレスや不安からうつ状態になりやすい**のが特徴です。精神活動を担う前頭葉の血流が阻害されるために、突然泣く、笑う、怒りっぽくなるなど自分の感情が制御できない感情失禁の症状が出やすくなります。夜間せん妄や不眠、昼夜逆転なども起こります。

脳血管障害の後遺症で手足に麻痺《まひ》があったり、話しにくいなどの症状があると体を思うように動かせず、コミュニケーションも不足して、認知症を悪化させてしまう場合があります。リハビリテーションなどを行い、機能の回復をはかるようにすることが必要です。

レビー小体型《しょうたいがた》認知症

- 高齢者の男性に比較的多い。
- 幻視を繰り返し見る。うつ病をともなうことも多い。
- 手足の震え、小刻み歩行、前傾姿勢などの症状も現れる。

幻視を繰り返し見る

レビー小体型の特徴的な症状は幻視で、初期の頃から起こります。「部屋に小さな虫がたくさんいる」「知らない子どもが部屋の中にいる」と言いながら実際に追い払おうとするなど、リアルな反応を示します。壁にかかっている洋服が人に見えるといった錯覚もあります。

睡眠中に大声を上げたり、手足を激しく動かしたり、急に起き上がって歩き回ることもあります。レム睡眠行動障害と呼ばれ、初期によく見られます。

そのほか、神経伝達物質のドーパミンが減少して**運動機能に障害**が起こるため

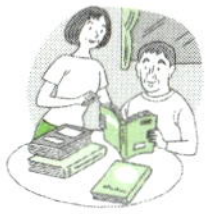

レビー小体型認知症の症状の現れ

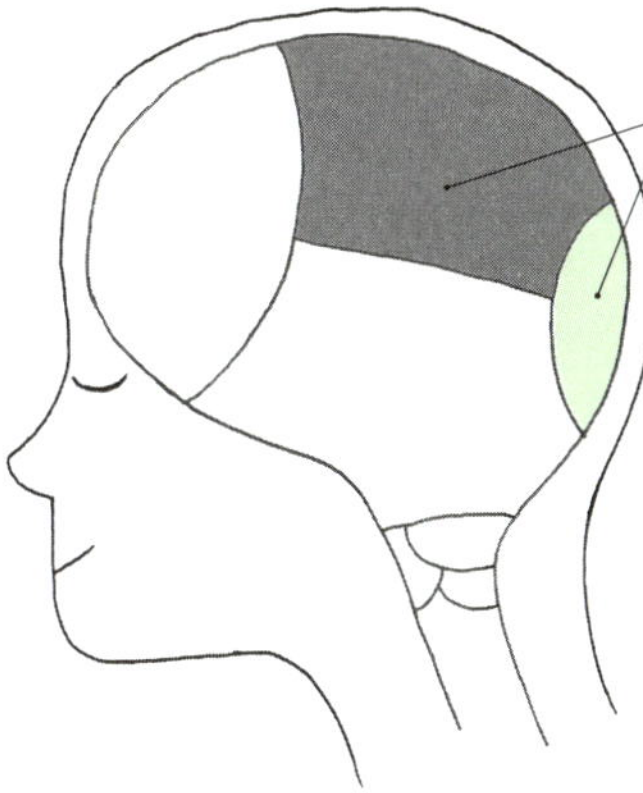
大脳皮質の神経細胞が減少する
αシヌクレインが蓄積するレビー小体という病変が広範囲に出現
• 幻視を見る、錯覚を起こす
• レム睡眠行動障害が起きる

に、**動作が遅くなる、つまずいて転びやすくなる、手足が震える、歩行が小刻みになる、体が傾く**といった症状が見られます。**顔の表情が乏しくなり、うつ状態に陥る**こともあります。

変異型たんぱく質が溜まる

レビー小体型認知症では、α《アルファ》シヌクレインという変異型のたんぱく質が大脳皮質の神経細胞内に大量に溜まります。結果、神経細胞が壊れて減少し、神経ネットワークのはたらきが悪化して認知症を発症します。脳幹にまで病変が広がり始めると、筋肉のこわばりや手の震え、歩行障害などを起こすパーキンソン症状が現れます。

アルツハイマー型認知症に次いで多い認知症で、比較的男性に多く発症することがわかっています。

前頭側頭型認知症《ぜんとうそくとうがた》

- もの忘れは目立たないことが多い。
- 前頭葉と側頭葉の委縮によって起こる。
- 常同行動、反社会的行動が目立つ。

非常識な行動が目立ってくる

身だしなみに無頓着になる、周囲の出来事に無関心になる、無愛想で挨拶をしない、話をしない、交通違反や万引きなどの軽犯罪を起こすといった症状が見られます。次第に自分勝手な行動が頻繁に見られるようになり、人間関係に破綻をきたすようになります。

とくに、**必要の有無にかかわらず同じ場所に出かける、同じ言葉を話し続ける、同じ字を書き続けるというような行動の繰り返し（常同行動）、社会のルールを無視した自分勝手な行動（反社会的行動）が目立ちます。**常同行動は、途中で遮ると

前頭側頭型認知症の症状の現れ

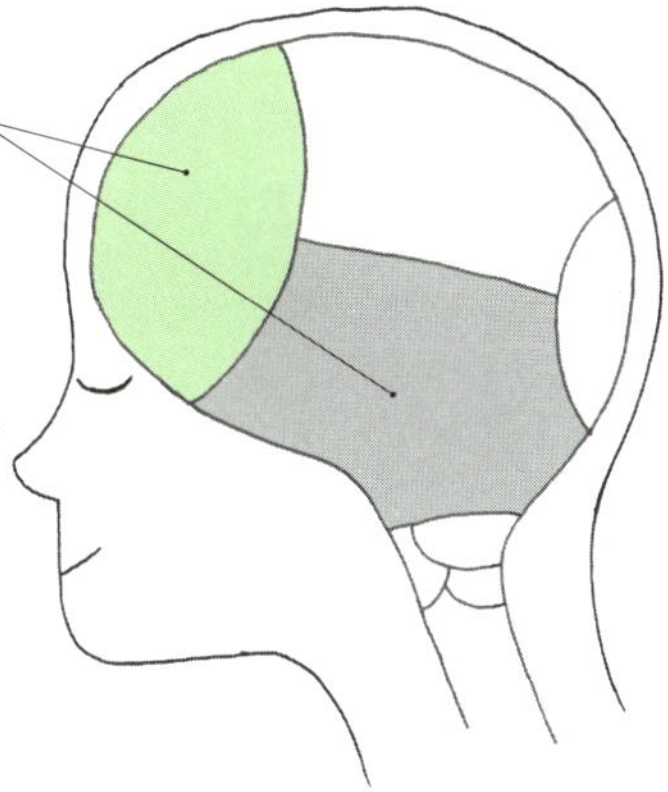
前頭葉、側頭葉が委縮する
• 意欲が低下する
• 社会的ルールを無視する
• 同じ行動を繰り返す

興奮することがあります。赤信号でもまわりを注意せず平気で渡る、店頭で好きなものがあると勝手に食べたりもち帰ったりするといった反社会行動も、**本人に罪の意識がないのが特徴**です。

理性と感情のコントロールを失う

前頭側頭型認知症は前頭葉と側頭葉の委縮によって発症します。とくに理性と感情をコントロールする前頭葉に強い萎縮が起こり、自制力が効かなくなるために、早い段階から性格や行動の変化といった症状が現れます。

40～60代という比較的若い年齢で発症するケースが多く見られ、本人に自覚症状がないため受診する人も少なく、薬物療法もあまり効果がないため、適切な介護が必要です。

認知症の治療法

- 症状を改善するために、薬物療法だけでなくさまざまなアプローチが大切。
- 中核症状は、薬で進行をゆるやかにできる。
- 行動心理症状（ＢＰＳＤ）は適切なケアで改善が可能である。

症状に応じた薬物療法を行う

残念ながら認知症を根本的に治す治療薬はありません。しかし、**記憶障害、見当識障害などの中核症状[*1]の進行をゆるやかにする治療薬はあります。**アルツハイマー病の場合は、現在４種類の治療薬があり、症状の進行具合や患者さんの様子に合わせて処方されます。

行動心理症状（ＢＰＳＤ）[*2]は、家族をはじめとする周囲の人たちの対応や生活環境を改善することで軽くすることが可能ですが、それでも効果が見られない場合は担当の医師に相談し、薬物療法を行うことも考えられます。

＊1「中核症状」➡p.30　＊2「行動心理症状（BPSD）」➡p.31

中核症状に効果的な成分

一般名（商品名）	ドネペジル（アリセプト）	ガランタミン（レミニール）	リバスチグミン（イクセロン、リバスタッチパッチ）	メマンチン（メマリー）
効果	神経伝達物質のアセチルコリンを分解する酵素のはたらきを抑える。アルツハイマー病とレビー小体型の進行を抑える。	ドネペジルと同じ作用をもつ。アルツハイマー病の進行を抑える。	ドネペジルと同じ作用をもつ貼り薬タイプ。アルツハイマー病の進行を抑える。	神経細胞の障害を防ぐことでアルツハイマー病の進行を抑える。
適応	初期～後期	初期～中期	初期～中期	中期～後期
副作用	吐き気、嘔吐、食欲不振、下痢、腹痛などの消化器症状が起こることが多い。レビー小体型では手足の震えやこわばりなどパーキンソン病のような症状が現れることも。徐脈、不整脈など心臓に異常が現れることもある。	ドネペジルと同様に消化器症状が起こることが多い。まれに不整脈などの心臓に異常が現れることもある。	貼り薬のため、使用部位が赤くなる、かゆくなるなどの皮膚症状が現れるが、毎日場所を変えることで軽減できる。まれに徐脈などの心臓に異常が現れることもある。	飲み初めにめまいの症状がよく見られる。ほかには頭痛、傾眠、便秘、食欲不振など。まれにけいれんや失神が見られることもある。

非薬物療法で脳の機能を維持する

脳のリハビリテーションを行うことで、障害を受けていない脳の部位が、障害を受けた機能の一部を補うことが期待できます。リハビリテーションにはさまざまなものがありますが、回想法や絵画・音楽療法など介護施設のサービスや自治体の介護予防事業でプログラムが組まれていますので、参加するとよいでしょう。

ただし、訓練で脳の機能を鍛えるという意識ではなく、**本人が楽しむことができ、いろいろな人とコミュニケーションを取れることが一番大切です。**ドリルやパズル、漢字の勉強など、患者さんにプレッシャーのかかるものや、嫌がることを無理にさせることは大きなストレスになります。

たとえば、絵を描いたり、楽器を演奏したり、園芸が好きなら庭の手入れ、手芸が好きであれば裁縫や編み物など、しばらくしていなかったことでも、道具をもつと体が覚えているため楽しく取り組めます。子どもの頃の遊びを思い出したり、思い出話をしたりすることも脳のリハビリテーションになります。

また、適度な運動も効果があり、30分〜1時間ぐらいの散歩もおすすめです。

これからのケアと家族への支援

行政・民間・地域で取り組む

超高齢社会に向けた認知症対策の国家戦略に、「新オレンジプラン」があります。**「認知症の人の意思が尊重され、できる限り住み慣れた地域のよい環境で、自分らしく暮らし続けることができる社会の実現を目指す」**ことを基本的な考え方とし、さまざまな施策が挙げられています。

認知症の患者さんをご家族だけで支えることは困難です。早期の的確な診断、適切な医療や介護が受けられるしくみづくりと共に、地域住民の理解と民間企業の積極的な参加が必要です。「新オレンジプラン」では、社会の1人ひとりに認知症への理解を促しながら、**社会全体で認知症に取り組むことを推進**しています。

認知症の患者さんを支えるご家族には、ぜひさまざまな制度を利用しながら、医師や介護スタッフ、近隣の人たちと一緒に介護に取り組んでほしいものです。

「新オレンジプラン」の7つの柱

**「新オレンジプラン」は認知症の人が自分らしく
暮らし続けられる社会を実現するための国の施策です。
その内容は7つの柱で構成されています。**

1

認知症への理解を深めるために

認知症の正しい知識を広げ、社会的に認知症への理解を深めるために全国的なキャンペーンを展開。認知症の人の視点に立ち、社会の理解を深めるキャンペーンや認知症サポーターの養成、学校教育での認知症の人を含む高齢者への理解の推進などが挙げられています。

2

適時・適切な医療・介護の提供

本人を主体にした医療や介護を基本とし、医療と介護が有機的に連携されて、認知症の容態の変化に応じて適切に切れ目なく提供されることを目指しています。かかりつけ医などの認知症対応力向上を図り、早期診断・早期対応できるようにし、行動心理症状（BPSD）や身体合併症などが見られた場合にも、そのときの容態にふさわしい場所で適切なサービスが提供される循環型のしくみを構築。認知症の人が住み慣れた地域のよい環境で自分らしく暮らし続けることができるようにする取り組みです。

3

若年性認知症施策の強化

若年性認知症の場合は、就労や生活費、子どもの教育費など経済的な問題が大きな問題になります。また、主介護者が配偶者となることも多いために、本人や配偶者の親の介護と重なって複数介護になるといった特徴があります。居場所づくり、就労・社会参加など、さまざまな分野での支援を総合的に受けられるようなしくみづくりが推進されます。

4

認知症の人の介護者への支援

認知症の人を介護する人たちへの支援が、認知症の患者さんの生活の質の改善にもつながるという視点から、介護する人の精神的、身体的負担の軽減や、介護する人の生活と介護の両立を支援する取り組みを推進します。認知症カフェの設置なども施策に挙げられています。

5

認知症の人を含む高齢者にやさしい地域づくり

高齢者全体にとって暮らしやすい環境を整備することが、認知症の人が暮らしやすい地域づくりにつながります。生活支援（ソフト面）、生活しやすい環境の整備（ハード面）、就労・社会参加支援、安全確保の観点から、認知症の人を含む高齢者にやさしい地域づくりが推進されます。高齢者が利用しやすい商品の開発や、サービス、高齢者向けの住まいの確保などが期待されます。

6

認知症の研究開発及びその成果の普及

認知症の原因や行動心理症状（BPSD）を起こすメカニズムの解明とともに、予防法、診断法、治療法、リハビリテーションモデル、介護モデルの研究開発が推進されます。また、研究開発により効果が確認されたものについては、速やかに普及に向けた取り組みを行うとされています。

7

認知症の人やその家族の視点の重視

これまでの認知症の施策は、認知症の人を支える側の視点にかたよりがちであったという観点から、認知症の人の視点に立った取り組みが推進されます。認知症初期の人のニーズ把握や生きがい支援、認知症施策の企画・立案や評価への認知症の人やその家族の参画など、認知症の人やその家族の視点を重視した取り組みを行い、本人が求める生活のサポートを実現します。

介護保険制度を利用する

要介護認定で受けられるサービス

認知症と診断されたら、すぐに介護保険制度の利用申請を行いましょう。介護保険制度を利用してサービスを受けられるのは、原則として65歳以上の高齢者ですが、特定疾病で要介護に認定された40～64歳の方も利用できます。

要介護認定は訪問調査でケアプランが作成され、「要支援1・2」と認定されると居宅サービス（在宅介護）のみ、「要介護1～5」と認定されると施設サービス（施設介護）も受けられます。

在宅介護でよく利用されるサービスには、訪問介護、訪問入浴、訪問看護、デイサービス、ショートステイなどがあり、これらのサービスはどの地域の事業所でも自由に受けられますが、一部の地域密着型サービス（認知症対応型通所介護、グループホーム）は住んでいる地域の事業所を利用することが原則です。

介護保険認定の流れ

申請

住まいのある各市区町村の介護保険窓口または、地域包括支援センターで「要介護認定」の申請をする。

↓

訪問調査+主治医意見書

訪問調査員が、本人に心身の状況について聞き取り調査を行う。市区町村の要請によって、かかりつけ医に意見書を書いてもらう。

↓

要介護認定

調査員の報告書及びかかりつけ医の意見書とコンピューター判定をもとに、「非該当（自立）」「要支援」「要介護」の認定が行われる。

Memo

認定結果に不服な場合は、市区町村の担当窓口に問い合わせ、説明を受けることができます。それでも納得できない場合は、通知から60日以内であれば、各都道府県にある介護保険審査会に審査請求ができます。

訪問調査を受けるときのポイント

POINT 1 いつもの生活状態を見てもらう

調査員にはいつもの状態を見てもらうことが大切。部屋をきれいにしたり、外出着を着せたりしないように。

POINT 2 日記や介護メモで状態をまとめる

普段の状態をより正確に伝えるために、介護日記やいつもの状態をすぐに答えられるメモなどを用意する。

POINT 3 具体的な様子やエピソードを話す

質問には「ある・ない」「できる・できない」で答えますが、わからないときは具体的な様子やエピソードを話すとよいでしょう。困っている行動があれば、調査員にメモを渡すなどの配慮を。

POINT 4 様子が違うときは再調査を依頼する

認知症の人は、知らない人の前ではしっかりした受け答えをしがちなので要介護度が低いとされてしまうことも。当日の様子が普段とあまりにも違うときは、調査員に事情を話して再調査をお願いしましょう。

Memo

調査は40分から1時間程度。認知症高齢者の場合、本人は症状を把握していないことが多いので家族が立ち会い、正確に伝える必要があります。

自己負担は支給限度額以内で1割

介護保険制度は、介護をサポートしてくれるだけでなく、経済面の支えにもなってくれます。要介護認定の認定区分によって1か月の支給限度額が定められ、利用者の費用負担は支給限度額以内であれば1割の負担で受けられ、残りの9割は介護保険から給付されます。ただし、支給限度額を超えると、超えた分は全額自己負担となります。

また、地域の要介護認定の区分によって料金が異なる場合もありますので、各市区町村に利用限度額を確認しておきましょう。

ほかにも、徘徊感知器、スロープ、手すり、車いすなどの福祉用具の貸し出しや福祉用具を販売しているところで、腰かけ便座、入浴補助用具、簡易浴槽などが1割負担で購入できます。

介護にかかる経済的な負担は、ご家族にとって精神的な不安につながりやすく、介護にも影響を与えます。利用できる制度は積極的に取り入れ、経済面の心配を軽くしておくことが大切です。

要介護度認定の区分と利用者負担の目安

認定の区分	状態の目安	1か月の支給限度額	利用者負担の目安
要支援1	日常生活の基本動作はほぼできるが、一部の動作がやや低下していて、介護予防サービスの利用によって改善する可能性が高い。	50,030円	5,003円
要支援2	日常生活の基本動作はほぼできるが、一部の動作に低下が認められ、介護予防サービスの利用によって改善する可能性が高い。	14,7300円	1,4730円
要介護1	立ち上がりや歩行が不安定で、排泄や入浴などに部分的な介助が必要。	166,920円	16,692円
要介護2	立ち上がりや歩行などが不安定で、排泄や入浴などに一部または全面的な介助が必要。	196,160円	19,616円
要介護3	立ち上がりや歩行などが自力では困難で、排泄や入浴、衣類の着脱などで全面的な介護が必要。	269,310円	26,931円
要介護4	立ち上がりや歩行などが自力ではほとんどできず、排泄や入浴、衣服の着脱など日常生活全般に全面的な介護が必要。	308,060円	30,806円
要介護5	意思の疎通が難しく、食事を含む日常生活全般に全面的な介護が必要。	360,650円	36,065円

※支給限度額は公益財団法人生命保険文化センター「在宅サービスの支給限度額と利用のめやす」(2017年9月現在)より作成　※支給限度額は標準的な地域の例

認定後のサービス利用の流れ

要支援1～2と認定された場合

介護予防ケアプランの作成

地域包括支援センターにプラン作成を依頼し、サービス提供事業者と契約。

↓

サービスの利用開始

要介護1～5と認定された場合

介護サービス計画(ケアプラン)の作成

居宅介護支援事業所(ケアマネージャーにプラン)に作成を依頼する。

↓

サービスの利用開始

介護保険制度で利用できる介護サービス

介護サービスの利用に関する相談、ケアプランの作成

居宅介護支援…ケアマネージャーが、利用者が病状や環境に応じた介護サービスを利用できるようケアプランを作成。そのプランに基づいてサービスを提供する事業者や関係機関との連絡・調整を行います。要支援の方のケアプランは地域包括支援センター(ケアマネージャー)が作成します。

↓

自宅で受けられる家事援助

主なサービス

訪問介護…ホームヘルパー(訪問介護員)が自宅を訪問し、食事・排泄・入浴などの介護や、掃除・洗濯・買い物・調理などの生活を支援。

訪問入浴介護…看護職員と介護職員が自宅を訪問し、入浴介護を行います。

訪問看護…看護師が訪問し、主治医の指示に基づいて療養上の世話や診療の補助を行います。

夜間対応型訪問介護…夜間(18～8時)に定期的にホームヘルパーが訪問する「定期巡回」と、ベッドから転落して自力で起き上がれないときや急に体調が悪くなったときに、介助や救急車の手配などを行う「随時対応」があります。

訪問・通い・宿泊を組み合わせての介護

主なサービス

小規模多機能型居宅介護…施設への「通い」を中心に、短期間の「宿泊」や利用者の自宅への「訪問」を組み合わせ、家庭的な環境と地域住民との交流の下で日常生活上の支援や機能訓練を行います。

複合型サービス(看護小規模多機能型居宅介護)…施設への「通い」を中心に、短期間の「宿泊」や利用者の自宅への「訪問(介護)」に加えて、看護師などによる「訪問(看護)」も組み合わせることができます。

Memo

その他、要介護1 ～5の方を対象に手すりの取りつけなどの住宅改修にかかる費用への支給もあり、支給は1回のみで上限は20万円まで。申請すれば1割負担の2万円で改修ができます。

※詳細は、厚生労働省のホームページ(http://www.kaigokensaku.mhlw.go.jp/publish/)を参照。

施設で生活（宿泊）しながら、受けられる介護

主なサービス

特別養護老人ホーム（介護老人福祉施設）…p.187へ

介護老人保健施設…p.187へ

介護療養型医療施設…p.187へ

ショートステイ（短期入所生活介護／短期入所療養介護）…自宅にこもりきりの利用者の心身機能の維持回復や療養生活の質の向上、家族の介護の負担軽減などを目的とし、特別養護老人ホームや介護老人保健施設などが短期間の入所を受け入れ、入浴や食事などの日常生活上の支援や、医療、看護、機能訓練などを提供します。

日帰りで受けられる介護

主なサービス

デイサービス…デイサービスセンターなどに通い、食事や入浴などの日常生活上の支援や、生活機能向上のための機能訓練や口腔機能向上サービスなどを日帰りで受けることができます。自宅から施設まで専用車で送迎も行います。

認知症対応型通所介護…認知症を対象にした専門的な介護（デイサービス）で、利用者の社会的孤立感の解消や心身機能の維持回復、家族の介護の負担軽減などを目的に行われます。

福祉用具の利用

主なサービス

福祉用具貸与…指定事業者が、利用者の病状や生活環境などをふまえ、適切な福祉用具を選ぶための援助・取りつけ・調整などを行い、福祉用具を貸与します。

特殊寝台および付属品、床ずれ防止用具、体位変換器、手すり、スロープ、車いすおよび付属品、歩行器、歩行補助杖、移動用リフト、徘徊感知機器、自動排泄処理装置

特定福祉用具販売…指定を受けた事業者が、入浴や排泄などに用いる福祉用具を販売します。

腰掛便座、自動排泄処理装置の交換可能部品、入浴補助用具、簡易浴槽、移動用リフトのつり具の部品

経済支援、成年後見制度の利用

介護保険制度以外にも、介護費用の負担を軽くできる制度があります。「**自立支援医療**（**精神通院医療**）」「**精神障害者保健福祉手帳**」「**特別障害手当**」などで、それぞれ必要な条件があるので、市区町村の精神保健福祉、障害福祉に関する窓口か保健所に相談してみましょう。

国民年金、厚生年金、共済年金に加入していれば、「**障害年金**」を受け取ることができます。市区町村の年金に関する窓口で申請できますが、まずはかかりつけの病院に相談してみましょう。また、認知症などで判断力が低下した人が不利益を受けないために、家庭裁判所が選出した代理人が財産管理をサポートする「**成年後見制度**」があります。後見人は、入院手続きや介護サービス契約、施設への入所契約など、各種契約を本人に代わって行います。本人が不利な契約をしてしまった場合でも、後から取り消すことも可能です。後見人には本人の意思を尊重して、保護や支援を行うことが求められています。

認知症で利用できる経済援助制度

自立支援医療（精神通院医療）	通院時の医療費の継続的な自己負担額を軽減できる制度。
精神障害者保健福祉手帳	所得税や住民税などの税金の優遇措置が受けられる。
特別障害手当	在宅療養中で常時に介護が必要な場合に手当てが支給される。

成年後見制度

法定成年後見制度

認知症の人の判断能力が低下した場合に本人・配偶者・4親等以内の親族・検察官・身寄りがない場合は市区町村が申し立てを行う。

家庭裁判所などで相談する

（被後見人となる人の判断能力の程度によって、「補助」「保佐」「後見」の3つのタイプがあります）

↓

必要書類を揃える

（申立書、戸籍謄本、住民票、登記事項証明書など）

↓

家庭裁判所に申し立てる

↓

家庭裁判所による審理

↓

法定後見開始の審判、成年後見人などの選任、審問の確定

↓

法定後見の開始

任意成年後見制度

認知症になった場合に備えて、あらかじめ本人が後見人を選んでおく。

後見人を選ぶ

↓

依頼する職務の内容を選ぶ

↓

公正証書役場で公正証書を作成し、契約する

↓

認知症を発症し、判断能力が低下したら……

↓

家庭裁判所に任意後見監督人の選任を依頼する

↓

援助の開始

Memo

成年後見制度の相談は、家庭裁判所、各自治体の福祉事務所、全国社会福祉協議会まで。

専門スタッフに相談

認知症と診断されても、すぐに手厚い介護が必要になるわけでありませんが、症状が進むと介助が必要なことが徐々に増えていき、やがてさまざまな場面で介護が必要となっていきます。

「家族の問題だから、自分たちだけで何とかしなければならない」と、家族が介護に必死になるケースが見られます。介護を誰か1人、あるいは家族だけが行って、患者を支えることは難しいことです。

そうした介護を続けていると、家族が倒れてしまうということもあります。**家族だけで問題を抱え込まず、上手にまわりの助けを借りていきたいものです。**

そうしたとき、介護する家族にとって専門スタッフとのつながりは大きな支えになります。医療機関のスタッフ、地域の保健師、福祉や介護職員と積極的に関わりをもち、つらいときや困ったときの助言、さまざまな介護サービスの情報を得られるつながりをつくっておきましょう。

認知症介護のための情報や助言が得られる場所

地域包括支援センター

住んでいる地域の施設や必要な介護サービスや保健福祉サービスなどの情報を得ることができます。社会福祉士、保健士、主任ケアマネージャーといった専門職員がいて、アドバイスを受けたり、介護に必要なさまざまなコーディネートをしてもらえます。まず、近くの地域包括支援センターを訪ねてみましょう。

認知症疾患医療センター

各都道府県に数カ所しかありませんが、このセンターには医療相談室があり、認知症に関する専門知識をもった精神保健福祉士が医療相談に対応してくれます。また、状況に応じて適切な医療機関を紹介してもらうことができます。

家族会

いろいろな経験を聞いたり、情報交換をしたりと、悩みを共有できる人を得ることも、毎日の介護の支えになります。全国ネットの家族会のほか、大きな病院や施設にはそれぞれの家族会をもっているところもあります。

施設への入居を検討

施設の特徴やサービスの違いを見る

症状の進行や家族の事情で自宅で介護ができなければ、施設への入居を検討することになります。さまざまなタイプの施設があるので、特徴やサービスの内容をよく理解しましょう。

介護保険の「施設介護サービス」に該当するのは特別養護老人ホーム（介護老人福祉施設）、介護老人保健施設、介護療養型医療施設です。利用者の居住地に関係なく、要介護1～（特別養護老人ホームは原則3以上）であれば、全国どこでも申し込むことができます。

原則として住んでいる地域の施設に入居することが条件の「地域密着型サービス」というものもあります。グループホームは要支援でも入居できますが、施設入居者生活介護は要支援の人は受けられません。

施設介護サービス

特別養護老人ホーム（介護老人福祉施設）	日常生活で常に支援が必要で、自宅での生活が困難な人のための施設。365日24時間体制で、介護や機能訓練などの支援が受けられます。入居対象 要介護1～5（原則3以上）
介護老人保健施設	病状が比較的安定している人に、在宅に戻ることを目指して、看護やリハビリ（機能回復訓練）などの医療的なケアと介護を提供する施設。入居対象 要介護1～5
介護療養型医療施設	医師が常勤した施設で、長期にわたる療養や介護のサービスが受けられます。入居対象 要介護1～5

Memo

民間企業が運営する介護型有料老人ホームやサービスつき高齢者向け住宅などに入居し、介護保険の在宅介護サービスを受けるという選択肢もあります。

地域密着型サービス

グループホーム（認知症対応型共同生活介護）	少人数（5～9人程度）の認知症の人が、介護スタッフと一緒に共同生活を送ります。家庭的な環境で、日常生活上の支援や機能訓練などのサービスが受けられます。 入居対象 要支援2または要介護1～5
地域密着型介護老人福祉施設入居者生活介護	入居定員30人未満の特別養護老人ホームが、常に介護が必要な人の入居を受け入れて、日常生活上の支援や機能訓練、療養上の世話などが提供されます。 入居対象 要介護1～5
地域密着型特定施設入居者生活介護	入居定員30人未満の有料老人ホームや経費老人ホームなどが指定を受けて、日常生活上の支援や機能訓練などを提供しています。 入居対象 要介護1～5

認知症の人とそのご家族がよりよい人生を送るために

　検査結果と診断をはじめて説明するときはとても重要な場面で、必ずご本人とご家族同席のもとに行います。みなさんとても心配で不安な気持ちがいっぱいのご様子で、でも今までとは違うので何か病気があるのではとの疑いも同時にもっています。ですので「アルツハイマー病と考えられます」とお伝えすると、もちろんショックで落ち込む様子がうかがえますが、同時に「やっぱりか」と腑に落ちた感覚も同時に覚えるようです。そしてこのとき私は、二つのことを約束します。ひとつは「患者さんが1人で病気と闘うのではなく、みなさんで認知症と闘っていくこと」そしてもうひとつは「我々医療者はできるだけの応援をする」と保証することです。そうすると患者さんも安心してくれて笑顔を見せてくれます。

　認知症は15~25年かけてゆっくりと進行していきます。まずは、本人がいかに毎日を穏やかに生活を送ることができるか、人生をどれだけ充実させされるかを考えてほしいと思います。そして、ご家族にもそれぞれ人生がありますから、それも大切にしなければなりません。

認知症に限らずどの病気でも同じですが、ご家族のピンチは、お互いの有り難み、やさしさを再確認でき、ご家族の絆を強くするきっかけになります。それぞれの生き方や人生について考えるよい機会になるでしょう。

ご家族が介護の犠牲になることは、本人も望んでいないはずです。本人の生活とご家族の人生の二つを両立させるために、社会制度や地域にいるプロの介護者の力を大いに頼ってほしいと思います。

認知症の介護では、家族、病院、地域の三つの輪がうまく重なり合わなければなりません。とくに地域住民が認知症患者を見守る取り組みはこれからもっと広げていくことが必要でしょう。近所の人には、認知症であることを隠すよりも、徘徊していたら声をかけてもらうようにする。住民も認知症患者とその家族への理解を深める。認知症の人が「安心して生活できるまちづくり」が必要だと思います。歳を重ねることに不安のない、認知症になっても本人やご家族が充実した毎日が送られる社会になることを願っています。

順天堂大学大学院教授
新井平伊

困ったときの相談窓口

「認知症の診察を受けたいけれど、近所に相談できる病院がない。介護に対して悩みがあるけれど、聞ける相手がいない」など、困ったときに連絡できる窓口です。

認知症の専門医・専門病院を探したい

高齢者の心の病と認知症に関する専門医検索
こころと認知症を診断できる病院&施設（日本老年精神医学会）

http://www.ronen.org/

認知症をはじめ、老年期にみられやすいうつ病、神経症、妄想症などの精神障害の専門医（日本老年精神医学会の認定専門医）がいる病院や施設が検索できます。

認知症専門医（日本認知症学会）

http://dementia.umin.jp/g1.html

認知症学会は認知症に関連する臨床および基礎の諸分野の科学的研究の進歩発展のために1982年に設立され、学会によって認定された全国の専門医を都道府県ごとに紹介しています。

認知症専門医のいる施設（日本認知症学会）

http://dementia.umin.jp/g2.html

学会の審査に合格し、認知症診療において十分な経験と知識が有している認知症専門医として認定された医師と、その専門医がいる病院や施設を紹介しています。

全国もの忘れ外来（公益社団法人 認知症の人と家族の会）

http://www.alzheimer.or.jp/?page_id=2825

全国47都道府県に支部をもつ家族の会が独自に調べた、もの忘れ外来（認知症外来なども含む）を紹介しています。

認知症に関する相談窓口

市区町村の健康管理担当課や保健所（保健福祉センター）
市区町村の地域包括支援センター 認知症疾患医療センター

介護保険に関する手続きや、介護サービスの利用についての相談、地域の認知症専門医などの情報を得られます。問い合わせ先は役所の発行物や電話帳などで調べることができます。

公益社団法人 認知症の人と家族の会

0120-294-456（携帯、PHSの場合は075-811-8418〈通話有料〉、土・日・祝日を除く月〜金曜10〜15時まで） **http://www.alzheimer.or.jp/**

1980年に結成。全国に支部があり、認知症患者と家族の支援や介護の相談、情報交換、勉強会などを開催。電話相談や会報誌の発行などもしています。

認知症110番（公益財団法人 認知症予防財団）

0120-654874（月・木曜〈祝日を除く〉10〜15時）

1990年設立の認知症予防財団が行う認知症患者の家族のための電話相談窓口。提携の順天堂大学医師による認知症相談室も開設中。上記電話相談窓口。

若年性認知症コールセンター
（社会福祉法人 仁至会 認知症介護研究・研修大府センター）

0800-100-2707（祝日・年末年始を除く月〜土曜10〜15時）
http://y-ninchisyotel.net/

認知症介護の認知症介護の研究や介護専門職の育成・研修を行う施設が運営する電話相談窓口。

NPO若年認知症サポートセンター（全国若年認知症家族会・支援者連絡協議会）

電話03-5919-4186（月・水・金曜10〜17時）
http://www.jn-support.com/

若年認知症に関わる医療・福祉・行政・NPO関係者とのネットワークをもとに、患者および家族が安心して暮らせる社会的な環境整備を目指しています。

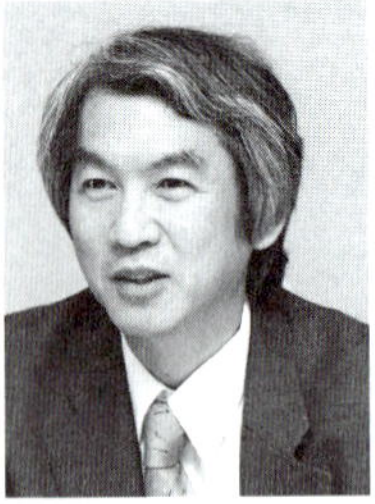

監修 新井平伊《あらいへいい》　順天堂大学大学院教授

1978年順天堂大学医学部卒業。東京都精神医学総合研究所主任研究員を経て、1997年順天堂大学大学院教授に就任。1999年我が国で唯一の「若年性アルツハイマー病専門外来」開設。

現在、順天堂大学大学院医学研究科精神・行動科学教授、順天堂大学医学部附属順天堂医院メンタルクリニック科長、順天堂医院認知症疾患医療センターセンター長。日本老年精神医学会理事長、日本認知症学会理事。これまでの著書に『認知症と共に輝く日々をめざして』(飛鳥新社)、監修に『認知症ケアのコツがわかる本』(学研パブリッシング)がある。

編集	株式会社A.I、吉田桐子
本文デザイン	望月昭秀＋境田真奈美(株式会社ニルソンデザイン事務所)
本文イラスト	根津あやぼ、大塚砂織

家族《かぞく》と病院《びょういん》と地域《ちいき》で支《ささ》える
家族《かぞく》のための認知症《にんちしょう》Q&A

2017年12月25日　初版第1刷発行

監修	新井平伊
発行者	志賀　朗
発行所	株式会社 滋慶出版／つちや書店 〒100-0014　東京都千代田区永田町2-4-11 TEL 03-6205-7865　FAX 03-3593-2088 MAIL shop@tuchiyago.co.jp http://tuchiyago.co.jp/
印刷・製本	日経印刷株式会社

ISBN978-4-8069-1533-1